北京市教育科学"十一五"规划重点课题(ACA06056)
"音乐治疗在特殊教育早期干预中的应用研究"成果
北京市教育委员会人才强教项目资助

儿童音乐治疗
理论与应用方法

陈　莞　编著

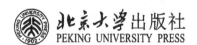

北京大学出版社
PEKING UNIVERSITY PRESS

图书在版编目(CIP)数据

儿童音乐治疗理论与应用方法/陈莞编著. —北京:北京大学出版社,2009.5
ISBN 978-7-301-15274-4

Ⅰ.儿… Ⅱ.陈… Ⅲ.儿童-精神障碍-音乐疗法-研究 Ⅳ.R749.94

中国版本图书馆 CIP 数据核字(2009)第 091407 号

书　　　名:儿童音乐治疗理论与应用方法
著作责任者:陈　莞　编著
责 任 编 辑:陈小红
标 准 书 号:ISBN 978-7-301-15274-4/B・0801
出 版 发 行:北京大学出版社
地　　　址:北京市海淀区成府路 205 号　100871
网　　　址:http://www.pup.cn　电子邮箱:zpup@pup.pku.edu.cn
电　　　话:邮购部 62752015　发行部 62750672　编辑部 62752021　出版部 62754962
印 刷 者:北京虎彩文化传播有限公司
经 销 者:新华书店
　　　　　　787 毫米×980 毫米　16 开本　13 印张　235 千字
　　　　　　2009 年 5 月第 1 版　2021 年 12 月第 3 次印刷
定　　　价:32.00 元

内 容 提 要

儿童音乐治疗是一门集心理学、音乐学、教育学、医学等多学科交叉的新兴边缘学科,对于多种类型特殊需要儿童的心理、生理障碍问题具有特殊的康复功效。目前发达国家的儿童音乐治疗已经研究、应用了几十年,并已形成了多种学派。

儿童音乐治疗自 20 世纪 80 年代传入我国之后,受到了音乐、教育和儿童医疗康复机构等领域专家、学者的极大关注,并积极开展了相关的研究和实验实践。本书根据作者对儿童音乐治疗多年的学习、研究和实验实践经验,向从事、关心儿童音乐治疗的各界人士介绍音乐治疗的基本理论、方法、实施程序,以及如何使国际先进儿童音乐治疗方法本土化的研究成果。希望本书能对中国儿童音乐治疗的发展实现其应有的参考价值。

序

接到陈莞的电话,邀我为她的关于儿童音乐治疗方面的书写序,我很是惊喜。当时只是稍稍犹豫了片刻,我便很高兴地答应了。我的脑海里只有一个念头——"陈莞,真行啊!"

论起陈莞与我的交情,算算也有四十多年了吧!实在地说,是音乐这座桥梁把我们之间的情感纽带一直联系到今天。

陈莞是我的小学同学,比我小两届,我们当时身处的学校是哈尔滨市一所著名的重点小学。20世纪60年代,该校的音乐教育水平在当地非常突出:一方面,学校的大合唱队、小歌队等年年都经选拔参加"哈尔滨之夏"等哈尔滨的重大音乐活动;另一方面,学校还培养出了一些音乐上的拔尖人才,输送到国家多所著名音乐院校中。在学校的小歌队里,我是手风琴伴奏,她是歌队成员,我们漫长的友谊就从此时开始了。接下来,在上世纪那个特殊的年代,我们俩分别参加了各项业余音乐活动,由于两家居所相邻的便利,经常在一块练习、探讨、沟通有关音乐方面的事情。我曾有幸为当时已在业余独唱演员行列里小有名气的陈莞伴奏,多次默契的音乐合作产生出的心灵感应,使双方在音乐感悟上有了不断深入的认同,相互间的理解使友情内涵越发厚重起来。

值得庆幸的是,在恢复高考的第一年,我们考取了同一所大学的音乐系,成了七七级的同学,她在声乐班,我在器乐班。

大学毕业后,我留校工作,陈莞全家迁回北京。然而居住距离的增加并没有隔断我们之间的友谊。步入社会的她,抱着为普及音乐做贡献的平民思想,选择在一所师范学校从事音乐教师工作。20世纪90年代,她曾带领该校师生经过多年艰苦努力,最终摘掉了校合唱队"走调大王"的帽子,得到了北京学生合唱艺术节第一名等多项群众音乐活动大奖。2000年,随着学校转制为北京联合大学特殊教育学院,她便把对音乐教育的研究转向了对智障儿童等特殊群体的音乐治疗方面。

其实,她走到这一步绝非偶然。现在看来,人生的某一个关键转折点的最后成功都是得益于平时长期的知识积淀。梳理陈莞的人生经历,无论是做普通合唱团员和钢琴伴奏,还是工作后再度进修声乐、指挥以及训练合唱等,直至研究音乐治疗在实验基地的多年实践,都体现了她对普及音乐的执着,不断的感受、不懈的思索、无休止的钻研过程,使其精神境界得以提炼和升华。

我对音乐治疗这个领域并没有专家那样的了解,但我知道音乐治疗在我国目前还是一个很年轻的学科,从事这个专业的人大都是从医学、心理学的角度,运用音乐表层反应出来的现象,解决生理、心理问题。我觉得,如果能够首先对音乐有敏锐的感受、深刻的认识,再针对心理学、医学上存在的问题进行治疗,似乎更贴近音乐治疗这个专业的涵义。目前国内的状况是,大多真正搞音乐的人士可能不屑于音乐治疗这一专业;而搞生理、心理治疗的人士又可能不重视这门不是纯粹的心理学、医学的学科。陈莞不仅具备了较高深的音乐造诣,又甘于接受研究交叉学科的寂寞和枯燥,她经过多年在智障等特殊需要儿童的音乐治疗实验基地的钻研,加之不断学习和借鉴国内外先进的音乐治疗经验和理论,探索和总结出了一套适于中国"本土化"应用的儿童音乐治疗方法,用通俗易懂的语言把它编著成书,供我国有兴趣了解音乐治疗知识的同行、家长和其他读者共同探讨。

我是做高等师范音乐教育工作的。也许是因为音乐教育与音乐治疗有很多的相通之处,或许是由于陈莞研究起了这门学科,我也对这门学科产生了浓厚的兴趣。其实,我觉得,无论是音乐教育,还是音乐治疗,它们的最终目的都是要通过音乐来对人的成长、发展产生作用。

每个人都与生俱来地具有音乐细胞。音乐教育是受教育者通过对音乐的感受、认识、理解、鉴赏和创作的过程,达到被启发、被感染、心灵被陶冶、精神被升华的普及教育的作用;而音乐治疗则是要利用音乐中特有的某些典型的节奏、旋律、和声等因素来唤醒特殊儿童潜在的音乐能力,从而调整、改善他们的情绪及社会适应性,以达到治疗的目的。二者有时在运用的方法上有共同之处,比如音乐治疗师应具有一定的声乐、键盘、器乐表演等方面的应用实践能力和音乐基本理论作曲等方面的创作能力,这与对音乐教师的基本能力要求如出一辙,只不过是音乐治疗师应有更自如的即兴驾驭音乐的能力,以能够在浩瀚的音乐海洋里准确地选择不同特殊儿童所需要的素材来组织音乐治疗的过程。

此刻,我想起黑格尔说过的一段话:艺术的任务和目的就在于把一切在人类心灵中占地位的东西都拿出来提供给我们的感性、情感和灵感。艺术应该在我们身上实现"凡是属于人的东西,对我都不生疏"那句格言。因此艺术的目的就被规定为:唤醒各种本来睡着的情绪、愿望和情欲,使它们再活跃起来,把心填满;使一切有教养的人或是无教养的人都能深切感受到人在内心深处和最隐秘处所能体验和创造的东西……在赏心悦目的关照和情绪中尽情欢乐。

愿陈莞这本书的出版，在带给研究儿童音乐治疗的专家学者、家长及其广大读者启迪的同时，也带给研究"音乐与教育"、"音乐与人"等方面的人士更加广阔的思索空间。

李 原

2008 年 12 月

前　　言

　　我本想待研究和实践有更大进展时再写这本书,但可能我的儿童音乐治疗研究工作将要告一段落,因此想抓紧时间将自己八年来在儿童音乐治疗研究中积累、记录下来的点滴献给读者,力争在中国儿童音乐治疗事业的发展中起些"铺路石"的作用。

　　在现代音乐治疗学传入中国的二十多年间,儿童音乐治疗是最早开始临床实验的领域之一。1995 年,音乐演奏家何化均先生和具有海外留学背景的卢廷柱医生在其编著出版的《音乐疗法》一书中用较大篇幅论述了他们在特殊教育学校做儿童音乐治疗实验的研究成果。2004 年,音乐学家张鸿懿教授和特殊教育专家马廷慧校长编著了儿童音乐治疗研究专著《儿童智力障碍的音乐治疗》。

　　2004 年后,国际著名儿童音乐治疗大师克莱夫·罗宾斯(Clive Robbins)先生先后应邀三次来中国讲学,我作为接待人员之一,幸运地获得了与大师近距离朝夕相处的机会,并同到会的中国儿童音乐治疗研究人员一道,对先进的儿童音乐治疗体系有了直观的学习机会。特别令我兴奋的是,在与罗宾斯先生交谈中,我了解到先生具有特殊教育的知识背景,而且他在研讨会上对我的儿童音乐治疗实验录像给予了精辟的点评和热情的鼓励,给我后来的音乐治疗研究带来了极大的启发。同时,罗宾斯先生还赠送给我们一批儿童音乐治疗研究文献,推荐了一批儿童音乐治疗应用乐器,这些都大大拓宽了我国儿童音乐治疗研究人员的研究视野。

　　此间,我还多次考察、参观了日本、韩国部分高等院校的音乐治疗研究机构和治疗中心及老人福利院音乐治疗活动等,曾与日本、韩国等国家及我国台湾地区的音乐治疗学者和从业人员探讨了东方开展儿童音乐治疗的规律、特点等方面存在的问题。除此之外,八年间,我还参加了国内大量与音乐治疗相关的中外专家培训、讲座及研讨会等,促进了自己对儿童音乐治疗学科内涵、外延认识的不断深入。我有幸多次成功申请到部、院级"儿童音乐治疗"课题立项,有机会利用身处特殊教育领域的资源优势和支持系统,在北京及其他省市多所特殊教育、康复机构对各种类型的特殊儿童进行了较长期的儿童音乐治疗临床实证实验工作(特别是在早期干预方面),并在国内开创了高等院校特殊教育专业儿童音乐治疗课程。

　　尽管我们国家的儿童音乐治疗发展状况与发达国家相比还显稚嫩,系统研究音乐治疗的学者还很少;能接收音乐治疗人员的单位范围还很小;国家级音乐治疗师资格认证系统还未正式启动,但多年来音乐治疗研究人员还是在不间断地实验和探索着儿童音乐治疗在中国发展的可行性方法。而且,随着社会的不断发展,音乐治疗这一交叉边缘学科对于人们心理健康的作用越来越凸显出来。随着相关的中外音乐治疗理论方面的书籍近年来不断在中国出版,越来越多的人开始对音乐治疗产生了兴趣和关注。我借此书将自己多年在儿童音乐治疗实证实验中的研究论证结合相关音乐治疗理论,对中国儿童音乐治疗应用水平的不断提高试图表达一些粗浅的个人看法和应用体会。此书核心内容已经多次修改,且多次在儿童音乐治疗讲座、课程中接受检验。如今本书终于问世,但由于本人才学浅薄,还恳请读者多提宝贵意见,仅期待能为促进中国儿童音乐治疗的普及与发展奉献微薄之力。

陈　莞

目　录

引　言

从远古年代伊始,音乐就成为人类生活中不可或缺的表达"美"的一种方式,在对音乐"美"的感受中,人们由于生活达到了和谐感,从而产生出良好的情绪和积极的态度。

一些音乐史料显示,音乐产生于劳动。在古代原始、繁重、简单的集体劳动中,逐步产生了带有明显节奏感的劳动号子,既可以使集体行动节奏协调一致,减轻体力负担,同时又以高亢的歌声鼓舞士气,转移精神负担,因此劳动号子的使用在人类生活简单劳动中沿用至今。另一种观点认为,音乐主要来源于日常生活。在古代人类单调的生活中,人们为排解寂寞、调剂生活、吸引异性等生存需要,音乐成为必不可少的一部分内容。第三种观点认为,音乐主要产生于庄严的仪式、统治思想的传播、人类对改善生存质量的企盼……在音乐史学界,音乐的起源从来就众说纷纭,有时还争论不休,但无论是起源于民间百姓还是起源于统治者,我们都不难发现它们的共同点,即:音乐的作用是一致的,都是通过音乐产生的音响的和谐美来排解或抒发人类生活中的各种情绪。

21 世纪的今天,音乐种类的划分逐步细化,打破了音乐学为史学、律学、乐学三大学问的研究范围。心理学家、教育学家、音乐家和医学家们发现,音乐通过改善情绪可以对人类生活诸多方面产生积极影响。20 世纪 40 年代,一些音乐治疗研究学者通过第二次世界大战东南亚战场上美国伤兵在音乐活动后产生的减轻病痛等现象,开始了对现代音乐治疗学的深入研发。

许多音乐治疗专家认为,音乐治疗在远古时期就被人类应用,在音乐活动中为病人驱魔请神。而后,音乐活动用在人类各种宗教仪式上,企盼神灵赐予精神慰藉。进入 20 世纪之后,哲学家、医学家、音乐家、教育家和心理学家先后进入音乐治疗研究领域,开始产生了多学科交叉的音乐治疗完整理论及个案实验研究。之后开设了大学音乐治疗课程、专业等。1950 年,美国成立了世界上第一家音乐治疗学会。此后精神病、特殊教育及精神创伤等多领域先后开始将音乐治疗应用于临床并积累了大量成功的应用经验,逐步形成了多个音乐治疗学派。

我国的音乐治疗发展历程虽然由于种种原因发展较晚,但其发展模式同西方发达国家发展初期有许多相似之处,即在中外音乐治疗专家的共同不懈努力下,随着社会发展的不断进步,音乐治疗被社会认可和接纳的程度在不断提高。目前国内已先后有数所音乐、医学、特殊教育等领域高等院校招收音乐治疗专业本科生、硕士生或开设音乐治疗课程,多所相关康复教育机构开展了儿童音乐治疗等活动,音乐治疗出现了可喜的发展势头。

尽管如此,对音乐治疗的质疑至今存在:一是有些医学等学科专家认为"治疗"一词乃医学界的生理治疗中专用,"音乐治疗"一词的界定不够准确,他们认为音乐治疗称为"音乐心理干预"更合适;二是有些教育专家认为儿童音乐治疗在特殊儿童音乐教育中的作用不够明确,争议的中心思想大多与怀疑音乐治疗的作用有关。此外,暂时还不够成熟的音乐治疗生存环境也导致音乐治疗的发展受到了一定的影响,例如音乐治疗专业人员的安置归属、相关权威机构对音乐治疗专业人员的资格认定等目前尚无法很快解决的问题造成音乐治疗师的生存产生一系列困难。虽然音乐治疗具有多学科交叉特点,目前还无法使其在各个相关学科中形成成熟体系,但从美国纽约大学诺道夫-罗宾斯音乐治疗中心主任克莱夫·罗宾斯博士等多位国际音乐治疗专家的经历中不难看出,由于音乐治疗学科的强大生命力在于其理念重点体现在对人的特殊作用中,即通过音乐对人的情绪的积极影响来促进人的心理、生理障碍的改善,因此,这种非语言的特殊"治疗"功效是任何其他学科无法替代的。至于如何推动音乐治疗的发展,只要音乐治疗专业人士自身坚持不断努力,使得音乐治疗研究水平不断提高,就可能使音乐治疗发展的空间不断扩大,就可能使这一使特殊群体受益的学科的发展滚滚向前。

同其他发展音乐治疗的国家、地区一样,我国特殊教育领域也是最早引进音乐治疗学科的部门之一。早在 20 世纪 80 年代,北京、上海、广州等地的特殊教育机构就与何化均、张鸿懿等音乐家开展了儿童音乐治疗实验活动,并出版了相关书籍,如《音乐疗法》(何化均、卢廷柱编著)、《儿童智力障碍的音乐治疗》(张鸿懿、马廷慧主编)。进入 21 世纪,特殊教育领域对音乐治疗的研究出现了新的发展。首都师范大学音乐学院、北京联合大学特殊教育学院、广东省佛山市南海妇产儿童医院先后于 2004、2005、2007 年三次邀请国际著名音乐治疗大师罗宾斯博士举办"儿童音乐治疗讲座",通过对先进音乐治疗体系的讲授,大大地拓宽了中国儿童音乐治疗研究学者的研究视野。此间,北京联合大学特殊教育学院于 2002 年开始先后三次获得省部级、院级儿童音乐治疗科研课题并举办了一次"全国特殊教育与音乐治疗讲座",在"对孤独症儿童音乐治疗方法的研究"、"音乐治疗在智障儿童教育中的作用"、"音乐治疗在特殊教育早期干预中的应用研究"中开展了实证实验研究工作,获取了大量经实践检验的科研成果。

　　尽管音乐治疗的科学论证体系还需进一步完善,但本书表述的音乐治疗观点绝大部分经过了笔者的实验研究检验。笔者试图将八年来所获得的科研成果及在国内外多处学习、考察、调研、交流中所取得的音乐治疗研究收获与儿童、家长、同仁等相关人士分享,尽可能通过全面的讲述和已进行过的实验,证明有效的本土化儿童音乐治疗方法,求得在中国儿童音乐治疗发展中起到承前启后的作用。使更多的人士应用音乐治疗到特殊需要儿童康复教育中,促进更多的专家研究出更高水平的本土化儿童音乐治疗方法,从而推动儿童音乐治疗在我国的开展,也是笔者编著本书的初衷。

1

绪　论

第一节　音乐治疗的基本含义

一、音乐治疗专业人员的背景特点

目前国内外音乐治疗专家队伍大部分成员具有音乐专业背景,也有少部分成员为心理学、医学、教育学背景的专家。由于音乐治疗专业既是多学科交叉,又带有一定的人文成分,因此各位专家的不同专业知识背景和个人阅历差异,使其认同的音乐治疗基本理论的侧重点各有不同。其中有强调心理治疗作用的,有强调音乐治疗系统干预的,也有的指出音乐治疗带有教育康复功能特点,还有人谈到音乐治疗的娱乐意义。在众多音乐治疗定义中,本书主要侧重讨论与儿童音乐治疗相关的音乐治疗基本定义问题。

二、音乐治疗专业的交叉学科特点

尽管音乐治疗有多学科交叉的特点,但如将音乐治疗与相关学科混为一谈,音乐治疗的作用将无法显示出来。例如在儿童音乐治疗中过分强调教育性,很容易使音乐治疗活动变成一堂常规儿童音乐课;再比如在音乐治疗活动中如果过分强调娱乐性,很可能只进行了一次音乐休闲活动。

还有些音乐治疗概念已经不属于当代强调的理念,例如单靠行为学理论评估音乐治疗疗效已显得有些缺乏全面性。我们以目前孤独症儿童康复训练体系发展过程的内容为例分析,就不难发现,支持特殊儿童的康复疗法的理论基础已不能用单一的心理学体系了。

因此,界定出音乐治疗多学科及多种基本理论交叉的互补性和互相干扰性,是音乐治疗师需要非常关注的重要问题。尤其在音乐治疗临床应用中,音乐治疗师几乎需要对相关不断发展的多学科学无止境，并将相关理论支持的音乐治疗方法的可行性不断通过音乐治疗实验实践加以论证，这样才可能在儿童音乐治疗的大部分时间里把握住其中的"分寸感"，才可能使相关各学科在音乐治疗的应用中"恰到好处"地发挥出百家所长。

第二节　音乐治疗的定义

由于音乐治疗为交叉学科，因而不同领域专家在论述音乐治疗时有不同侧重点，因此不难发现多种音乐治疗的定义都有它细微的不同之处。现将在国内可找到的部分音乐治疗基本定义，选择在如下讨论：

(1) 1890年，奥地利医生利希腾达尔发表过"音乐医生"的观点。当时人们开始逐步认识到音乐对心理治疗的作用，但作为现代社会的音乐治疗这一新型交叉学科，真正发展时间才半个世纪左右。

(2) 1980年，到中央音乐学院音乐学系讲学的美国亚利桑那州立大学刘邦瑞教授（第一位来中国的海外音乐治疗专家）提出的音乐治疗定义是："音乐治疗基本是一种'行为科学'，它注重的是人们的行为、动态和改进行为走向健康的方法。"此理念受到曾风靡一时的"行为主义"思潮影响比较大。

(3) 1993年，台湾特殊教育家林贵美教授根据美国音乐治疗协会对音乐治疗下的定义，整理的音乐治疗概念为："使用音乐活动或音乐的手段而使残障或病弱个体恢复健康，或改进残障状况；或者维持现状使个体的病情或残障程度不再恶化；或者使用音乐方法，使个体透过音乐性的游戏或音乐活动的演练而更了解其生存环境中的人、事物，因而更能适应其环境，则便有治疗的意义。"此理论融合了一些相关的特殊教育理念，比较适合在儿童音乐治疗中作为主要理论支持依据。

(4) 1995年，何化均、卢廷柱在他们的《音乐疗法》一书中提出："音乐治疗学，顾名思义，就是指运用音乐来作为主要治疗手段，使患者最终战胜疾病而得以康复的一门学科——一门新发展起来的、涉及多领域的交叉边缘学科。"该理论采用了医学理念解释音乐治疗这门交叉学科。

(5) 2000年，张鸿懿教授在她的《音乐治疗基础》一书中论述道："音乐治疗是新兴的边缘学科，它以心理治疗的理论和方法为基础，运用音乐特有的生理、心理效应，使求治者在音乐治疗师的共同参与下，通过各种专门设计的音乐行为、经历音乐体验，达到消除心理障碍恢复或增进身心健康的目的。"此定义明确了音乐治疗作用和心理学基础的关系。

　　(6) 2006 年、2007 年,高天教授先后在他编著的《音乐治疗导论》、《音乐治疗学基础理论》两本书中都提到了他认为较全面和精确的音乐治疗定义为美国 Temple 大学教授布鲁夏博士所提出的:"音乐治疗是一个系统的干预过程,在这个过程中,治疗师运用各种形式的音乐体验,以及在治疗过程中发展起来的,作为治疗的动力的治疗关系来帮助治疗对象达到健康的目的。"该理论强调了音乐治疗的系统干预内容,即:音乐体验发展出来的治疗动力关系。

　　还有学者认为在音乐治疗实践应用中逐渐形成了音乐治疗概念的三重意义:临床治疗、娱乐和特殊教育。

　　以上多种音乐治疗定义对于儿童音乐治疗都或多或少地具有理论支持意义,其中林贵美教授整理的音乐治疗理念表述与儿童音乐治疗较为贴切,笔者认为她的音乐治疗理念着重阐述了音乐治疗活动中的"教育康复"功能。

第三节　音乐治疗的基本作用

　　在讨论音乐治疗方法种类前,有必要先分析一下音乐治疗的作用,这样我们就可能明确音乐治疗方法究竟改变人的哪些方面。不同的音乐治疗方法面对不同的群体会产生不同疗效,但终究脱离不了音乐对人的根本作用,即:音乐对人情绪的作用。

　　几年前,笔者曾经有幸参加过一次在北京海淀特殊教育学校举办的中央音乐学院"儿童音乐治疗"课题的中期汇报会,到会的人员有来自中央音乐学院、中央教育科学研究所特殊教育研究室、北京师范大学特殊教育系等院校的多位国内著名专家、学者,如此众多高规格学者集结到会的儿童音乐治疗研讨会,至今还属"空前"高级别的音乐治疗论证会。会上就儿童音乐治疗的作用等诸多问题展开了热烈的讨论和"争鸣",专家们严谨的治学态度和深刻的学术见解,给当时在儿童音乐治疗领域"涉水不深"的笔者极大的启发,笔者尤其对中央音乐院音乐心理学家张前教授的发言印象深刻,他认为:音乐治疗脱离不了音乐改变人的情绪这一作用的干系。凭着自己多年对音乐的感悟,笔者对此观点深表赞同:"所有人包括残障人士都有审美体验的需要,音乐带来的美感和真诚是治疗过程必不可少的。"因此在音乐治疗中可能产生的作用是:人们可以通过适合的音乐活动改变情绪,之后再用出现的积极态度并采用音乐治疗或其他心理治疗方法改变其他心理障碍问题。

　　尽管音乐能否对情绪起作用目前还有众多截然不相同的心理学论点,尽管音乐治疗还有很多生理、原理的机理目前还无法获取公认的、完整的和明确的结论,但我们应该注意到音乐治疗是一门应用性、操作性较强的学科。因此,完善音乐治疗理论体系的可能性应该产生在具备一定交叉学科理论水平的音乐治疗师不断的音乐治疗实践中。另外,由于音乐治疗中带有人文色彩的主观因素,目前可能获得完全客观的科学论证还比较困难,在许多著名音乐治疗专家的讲座和书中都提到过音乐治疗作用目前尚有未知的部分。因此我们将音乐治疗的作用回到音乐作用于情绪的原点上,不仅在儿童音乐治疗实验中已经证明了其论断的正确性和共通性,而且我们还可能在音乐改变情绪这一理论启发下不断细化在治疗中的应对方法,使儿童音乐治疗逐步形成在简单扼要的音乐治疗作用中不断研发出丰富繁多的音乐治疗方法的应用特点。

第四节 心理学相关理论在儿童音乐治疗中的重要作用

笔者在多年的儿童音乐治疗实验实践体会中,再一次证实了心理学相关理论依据在音乐治疗中的指导意义是毋庸置疑的。如果不能将心理学相关理论始终贯穿在儿童音乐治疗过程中,音乐治疗手段将显得苍白无力,并且在长期的儿童音乐治疗过程中会出现难以对治疗进展进行评估等诸多困难。

一、心理学三个思潮的演变历程

据有关资料显示,心理学到目前为止大致经历了三个思潮的演变。1879 年,德国莱比锡大学心理学家冯特建立了世界第一个心理学实验室,从而宣布了现代心理学的诞生。冯特的心理学体系包括实验心理学和民族心理学两部分,冯特是学院派心理学的创始人。

约十年之后,弗洛伊德创立了他的"古典精神分析理论",从内在动力的思路对人类的人格与心理发展加以分析,取得了前所未有的荣耀,其远见卓识的影响力遍布人类生活的几乎所有领域:文学、艺术、宗教、哲学、民俗、医学以及心理学等。之后弗洛伊德的追随者阿德勒和荣格继承、批判、发展了精神分析学派。阿德勒反对弗洛伊德把人格发展归于性因素的观点,认为在成长过程中的自卑感才是推动人格发展的动力,他的这一思路到目前为止依然被继承。荣格强调了广泛社会因素对人格发展的影响力,其对心理学最重要的贡献是对无意识理论的发展,无意识分为个体无意识和集体无意识。新的精神分析学派强调了自我发展对人的意义。

"行为主义"是强调外部环境对人类行为影响的学派,其创始人华生说:"给我一打健康婴儿,让他们在我设定的环境中成长,那么我保证不论他们的潜能、能力、爱好或者祖先的种族如何,我能够把他们培养成为我所任意选定的人——医生、律师、艺术家、工头、甚至乞丐或者小偷。"1913 年华生发表了《行为主义者眼中的心理学》一文,揭开了行为主义时代的序幕。华生的观点被斯金纳推向了极端,斯金纳认为:我们所做的任何事情和我们本身都是有奖励和惩罚的历史来决定的。行为主义所强调的因素并不是广泛的社会因素,因此在 20 世纪 50~60 年代遇到了前所未有的挑战。

人本主义心理学是马斯洛和罗杰斯在批评精神分析和行为主义的基础上,借鉴了现象学和存在主义哲学而创立的一个心理学流派。与精神分析强调内部因素和行为主义注重外部因素相比,人本主义更强调人的整体性,认为人的价值、尊严以及自我实现才是心理学研究的终极目的。

中国是在 20 世纪 80 年代改革开放后才又恢复了对心理学的研究发展。记得当年笔者在大学期间听说了弗洛伊德精神分析学派的"释梦"、"性爱本能"、"潜意识开发"等理论备感新鲜。之后在学习特殊需要儿童康复训练 ABA 方法时,了解到 20 世纪 50 年代盛行的心理学"第二思潮"——以华生为代表的"行为主义"学派,并曾经与精神分析学派产生过对立的观点。在学习诺道夫-罗宾斯儿童音乐治疗理论期间开始了解到心理学的"第三思潮"——以马斯洛为代表的"人本主义"学派与儿童音乐治疗的密切联系。

笔者在学习、领会"人本主义"在儿童音乐治疗中的作用不太长的时间里,很快发现:马斯洛"人本哲学"的几个精辟论点可以帮助儿童音乐治疗师在治疗"压力"中找到治疗"动力",因此,"人本主义"是儿童音乐治疗师实践的主要理论支持和依据是具有一定说服力的。

二、马斯洛的"需求层次论"与音乐治疗的相关性

马斯洛在其重要的理论之一"需求层次"论中引导人们去挖掘自己的潜能和价值,说明了"人是一种不断有需求欲望的动物",这种"欲望永无终止"的论点可以使我们在对特殊需要儿童的音乐治疗过程中,减少"急于求成"的焦虑,减少"好大喜功"的兴奋,不断开发特殊儿童在儿童音乐治疗中"正性行为"出现的可能性,使儿童音乐治疗师在治疗活动中产生"永无终止"的探索和创新"欲望"。

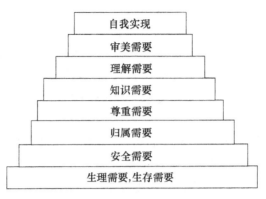

图一　马斯洛的需求层次(马夕然作图)

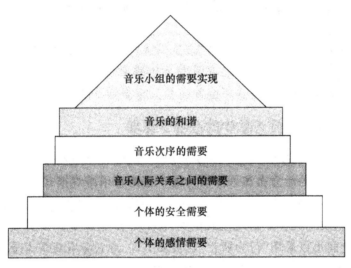

**图二　音乐治疗学者根据马斯洛的"需求层次论"设计的
音乐治疗的小组治疗过程**(马夕然作图)

　　马斯洛在其"自我实现"理论和"高峰体验"理论的阐述中多次提到了艺术对人的作用,这种作用在儿童音乐治疗过程中治疗师会经常感受得到。

　　马斯洛在对"高峰体验与音乐艺术"关系的解释时说道:"每一次真正卓越、完美的体验,或者朝完全的公正或完美的价值前进一步;往往都会产生高峰体验。""艺术的教育是一种治疗和成长的技术,因为它能让心灵的深蕴自由地裸露,使之受到鼓励、培养、训练和教育。一个有创造力的创造性新人就是这样培养出来的。""假如我们希望我们的孩子能变成人性丰满的人,能逐步发挥他们所具有的潜在能力,那么。

能起到这种作用的一种教育就是艺术教育。""超越者生活在存在水准上,能自如、自然地说出存在语言。能较好地理解寓言、修辞手段、悖论、音乐、艺术、非语言交流和沟通等。""高峰体验的后效,连同高峰体验时个人的收获,表明高峰体验乃是自我实现的重要途径,同时也昭示出高峰体验在教育、心理治疗等领域的重要价值……高峰体验完全是自然产生的。可以来自爱情、和异性结合,来自审美感受(特别是对音乐)。"

从以上不多的马斯洛人本主义理论摘选中,我们已经可以依稀见到音乐艺术在人格发展中不可替代的积极作用,如果儿童音乐治疗师在治疗中能从满足特殊儿童"需求层次、自我实现、高峰体验"的心理需要的角度考虑治疗活动设计,自然就会在治疗过程中创造出贴近特殊需要儿童不同具体情况变化的灵活、即兴的音乐治疗方法,就有可能避免被某种单一方法所束缚,就有可能避免在治疗中出现系列"治疗关系链条"的中断状态。

儿童音乐治疗师如能始终坚持将"以人为本"的心理学相关理论,即类似于国内当下提倡的"人性化"思想作为自己在治疗中的精神支柱,在音乐治疗师对特殊需要儿童进行音乐治疗过程的同时也可能使自身人格得到不断成长。

三、奥尔夫音乐治疗方法中的心理学原理

从国内已经采用的奥尔夫音乐治疗方法中,可以看到奥尔夫通过"原本性"音乐理念,根据不同儿童的能力由浅入深设计的丰富的音乐游戏模式,一方面使儿童在适合自己的音乐游戏中获得了"自我实现"和"高峰体验"的机会,另一方面还可以从儿童接受不同层次奥尔夫音乐游戏模式的行为表现中,观察到特殊需要儿童障碍问题的改善状态,此间可以采用"行为矫正"的观察方法,通过量化的评估数据在奥尔夫音乐治疗中评量出部分儿童音乐治疗效果的程度。

四、"创造式音乐治疗"体系中的心理学原理

笔者多次从罗宾斯音乐治疗讲座及相关文献、信息中获悉,诺道夫-罗宾斯的"创造式音乐治疗"体系与马斯洛"人本主义"心理学理论的密切关系,其中,罗宾斯在中国讲学时播放的大量成功的"创造式音乐治疗"案例音像资料及罗宾斯夫妇的儿童音乐治疗现场演示中,充分显示出"创造式音乐治疗"体系开发"个人潜能"的"人本主义"思想特征,根据儿童现场的表现几乎全部采用现场即兴编配音乐作为影响儿童的治疗手段,使治疗师与儿童共同得到"自我实现"。

五、三个心理学学派在儿童音乐治疗中的作用

通过儿童音乐治疗实践实验,笔者不仅感悟到了马斯洛的"人本主义"力量,同时也感受到了"行为主义"、"潜意识开发"在治疗中的力量。

奥尔夫音乐治疗理念主张人本主义思想的作用,在规定的活动模式(动、说、唱、奏)中,最大限度地启发参加活动的儿童创造即兴表现的机会,以期待从"行为矫正"中看到特殊需要儿童障碍问题的改善效果,奥尔夫音乐治疗通过音乐表演行为的进步水平体现儿童问题改善的程度,这一评估方式存在着行为主义的作用。

诺道夫-罗宾斯儿童音乐治疗体系除强调"人本哲学"理论外,在其儿童音乐治疗的录像片段和笔者的音乐治疗实验中,都可感受到特殊需要儿童在接受"临床即兴"音乐治疗的过程中存在着"潜意识开发"理论的作用。在音乐治疗过程中,音乐治疗师根据儿童表现而即兴创作的乐曲使儿童逐渐随着音乐的音高、节奏等诸多音乐元素有意识或无意识的表现自己,使音乐治疗师从中逐渐找到改善特殊需要儿童障碍问题的机会。

这一切说明在儿童音乐治疗过程中,心理学不断发展中形成的三种流派:人本主义、行为主义以及精神分析都在发挥着作用,只是在儿童音乐治疗中所占比例各有不同罢了。

第五节　儿童音乐治疗的原理和方法

一、儿童音乐治疗原理

在我国,儿童音乐治疗领域目前通常采纳的儿童音乐治疗基本原理是:儿童音乐治疗是根据行为矫正、潜意识开发、人本主义等心理学原理,通过对特殊需要儿童进行较长期的音乐治疗活动(特别是在儿童的早期干预中),在治疗师、乐器、音响、儿童、家长之间建立的音乐关系,显示出激发特殊需要儿童有意识或无意识反应的积极的音乐行为表现,从而促进和改善了特殊需要儿童的情绪等多方面的问题症状,从特殊需要儿童在治疗前后对音乐的接受程度中体现特殊需要儿童行为方面的改善(情绪、交往、注意力、身体协调等),达到补偿特殊需要儿童心理、生理缺陷的治疗目的。因此,音乐治疗活动的目的是解决音乐以外的问题,在此过程中音乐技术水平提高多少并不重要。

儿童音乐治疗与儿童音乐教育的关系是一个递进关系,即:当治疗师与特殊需要

儿童在音乐治疗过程中逐步建立起关系后，就可以逐步充实音乐教育内容（音乐技术深度、认知内容深度等）。

该原理从心理学、治疗时间、治疗关系、治疗目的以及与儿童音乐教育的关系等诸方面比较全面地阐述了儿童音乐治疗的主要治疗特点，即儿童音乐治疗中环环相扣的"关系链条"。

首先，该原理强调了行为主义、人本主义、潜意识开发等多种心理学原理的运用；其次，阐述了儿童音乐治疗的长期性和早期干预的治疗时间特点；其三，说明了治疗中需要建立的方方面面的音乐关系；其四，明确了儿童音乐治疗的"补偿"治疗功能；其五，强调了解决音乐以外问题的音乐治疗特点；最后，确立了儿童音乐治疗与儿童音乐教育的"补偿"与"培养"的递进关系。

以上儿童音乐治疗原理中的"递进关系"是笔者根据实验论证后得到的研究结论。该儿童音乐治疗原理针对国内儿童音乐治疗始于20世纪80年代，经过长期实践论证、充实、调整、提炼过程，最大程度地排解了儿童音乐治疗师在治疗过程中的困惑与疑虑。

一些公认的先进儿童音乐治疗体系，都有自身对儿童音乐治疗原理的细微不同的诠释。本书介绍的两个儿童音乐治疗体系是国内比较普遍接纳应用的体系，其他一些儿童音乐治疗体系，如达尔克洛兹音乐治疗（源于瑞士的以儿童体操、律动节奏训练为主的音乐治疗活动）、科达伊音乐治疗（源于匈牙利的以儿童合唱训练为主的音乐治疗活动）等。由于在国内尚不太普及，故不在本书中加以表述。

二、奥尔夫音乐治疗

作为世界著名音乐教育体系之一的奥尔夫音乐教育体系，在发展"学校音乐教育"的实践活动中也进入到特殊教育学校，开展了奥尔夫音乐教育活动，由此奥尔夫音乐教育体系被成功地运用到儿童音乐治疗中。由于奥尔夫音乐教育体系的训练目的贯穿着"为了人"的全面发展理念，其中"原本性"的核心思想充满着"人本主义"心理学思潮的影响，因此与儿童音乐治疗理念异曲同工，不谋而合。

奥尔夫在纪念他的《学校儿童音乐教材》在德国巴伐利亚州电台播放20周年的时候，曾谈到："从出身到教育都深受人本主义的影响，我的全部创作，还有我在教育方面的作为，全部出于这个标志之下……或许教育中有人本主义理想的时代已经过去，或许《学校儿童音乐教材》已是这方面的一次最后的宣言。即使时间过去了，它将在历史上留存着。如果人本主义果真终结，这是我所不愿和不能相信的，那么，西方的人类就会丧失太多，并把不可恢复的东西丧失了。"

　　奥尔夫儿童音乐教学体系的主要特点是:采用循序渐进的,丰富、生动、即兴的动、说、唱、奏等音乐游戏形式,通过对残障等特殊需要儿童的训练研究证实,在集康复、教育、养育多功能于一体的特殊音乐教育康复——儿童音乐治疗中,奥尔夫音乐教育体系充分显示出其特有的功能优势。

　　为何奥尔夫音乐教育体系的功能会在众多儿童教育方法中如此出类拔萃呢?笔者认为有必要通过了解奥尔夫个人发展简史掌握些奥尔夫音乐治疗体系的背景资料,以使我们从中得到启发和借鉴。

　　卡尔·奥尔夫(Carl Orff)是一位天才的德国音乐家。他于1895年出生在一个富有良好文化素养的军人家庭。1914年奥尔夫在慕尼黑音乐学院完成了他的学业。1914年—1918年第一次世界大战期间奥尔夫曾在军队服过役;战后,从事过歌剧院指挥等工作并开始了长期的音乐创作活动。1924年奥尔夫开始了儿童音乐教育的创新尝试——创办了"体操—音乐—舞蹈学校"。1937年奥尔夫最著名的作品《卡尔米拿·布拉拿》在法兰克福首演获得成功。1948年拜茵州电台开始播放长达五年的奥尔夫制作的儿童音乐节目,使其音乐教育思想迅速在全世界产生了巨大的影响。1950—1954年奥尔夫音乐教材《学校教育——为儿童的音乐》五卷出版发行。1961年奥尔夫被聘为奥地利萨尔茨堡莫扎特学院奥尔夫研究所所主任。1962年奥尔夫访问日本,他的教育思想开始与东方文化结合。1982年这位当代著名作曲家、音乐教育家在慕尼黑与世长辞,终年87岁。

　　我国对奥尔夫儿童音乐教育体系的研究始于1979年上海音乐学院廖乃雄教授赴德国的音乐考察活动。廖先生拜见了当时已84岁高龄的奥尔夫先生,并将奥尔夫音乐教材带回国内,很快引起中国音乐教育界的热烈反响。

　　奥尔夫先生创立的音乐教育体系建立在其高尚的人文思想和精湛的音乐创作能力之上,并显示出"深入浅出、循序渐进、人人平等"的全民音乐教学特点,由此促进了世界各地音乐教育学者对奥尔夫儿童音乐教育体系的接纳、推广。

　　二十多年来,由中国音乐家协会奥尔夫委员会组织的"奥尔夫音乐教育培训班"长办不衰,并通过参加国际奥尔夫音乐教育学术界开展的交流研讨活动不断注入新的活力。我国目前的奥尔夫音乐教育水平还不够理想,整体发展水平还有较大的提高空间。

　　奥尔夫儿童音乐教育体系以它较强的丰富性、灵活性、生动性和可操作性在特殊音乐教育方法和残障儿童康复治疗中占据着重要的地位。尽管特殊音乐教育不可能等同普通音乐教育,但奥尔夫音乐给普通和特殊需要儿童的快乐感和向上的情绪是一致的。我们在特殊音乐教育中对奥尔夫音乐教学法的运用,更多强调的是手段的丰富性、灵活性,作品的生动性,淡化技巧的深度性,以特殊需要儿童的身心特点为本,达到改善他们各种无法适应社会的身心障碍和行为的矫正作用。

奥尔夫儿童音乐教育特色可以体现在残障儿童心理治疗行为矫正中,将奥尔夫儿童音乐教学体系中动听的音响和欢快的节奏律动等音乐特色作为行为矫正的强化物,是儿童较愿意接受的训练方法之一,在音乐的感动下,可以有计划、循序渐进地矫正儿童的各种障碍问题。因此,奥尔夫音乐教育体系得到了目前许多国家的特殊教育工作者的广泛欢迎。

三、诺道夫-罗宾斯"创造式音乐治疗"体系

2004 年在中国音乐治疗学会和中央音乐学院联合举办的一次国际音乐治疗讲座中,时任世界音乐治疗学会主席的汉斯教授将诺道夫-罗宾斯"创造式音乐治疗"体系列为世界五大音乐治疗学派之一,由于其在近半个世纪的儿童音乐治疗等活动中的世界瞩目的卓越成就,引起了我国音乐教育学者尤其是特殊音乐教育学者的强烈反响。之后克莱夫·罗宾斯满怀对中国儿童音乐治疗发展的极大热情,不顾年事已高和顽疾困扰,三次从大洋彼岸来中国开展普及、推广性的音乐治疗讲学活动,这对于中国儿童音乐治疗事业的发展起到了极其重要的推动作用。2008 年,罗宾斯被美国音乐治疗协会授予"总统奖"。

从诺道夫、罗宾斯对从"人智学"到"人本主义"心理学理论的重视程度,可以发现诺道夫-罗宾斯"创造式音乐治疗"学派从诞生之日起就完全从人的发展角度出发,将音乐赋予生命的动力感觉在音乐治疗过程中最大化地开发出来并发展下去,其中充满着创造性的"高峰体验",无数次"自我实现"的瞬间积累,增加了快乐情绪的出现频率,使特殊需要儿童的障碍问题在潜移默化中得到消减。

笔者认为,诺道夫-罗宾斯音乐治疗体系中的"音乐儿童理论"表述,精辟地阐明了音乐与儿童成长的重要关系。诺道夫-罗宾斯音乐治疗体系的核心思想为:"'音乐儿童'是每一个儿童天生的,具有个人特点的音乐能力。这个概念是指人类普遍的对音乐的敏感性,是对调性、节奏的运动的结构以及关系的先天遗传的复杂敏感性。同时每一个儿童对音乐的反应也有明显不同的"。"当一名儿童表现出对某种音乐能力的缺乏时,这意味着他的生理或心理方面的某些方面出现了问题。为了治愈或解决这些生理或心理方面的问题,音乐治疗是训练儿童的这方面的音乐技能,当儿童的音乐能力恢复并发展了,他的生理或心理问题也就随之解决了。"

在诺道夫与罗宾斯的合作中充分体现了音乐治疗是交叉学科的特点。诺道夫是一位美国作曲家,罗宾斯是一位具有音乐学习背景的英国特殊教育家,他们分别

在"音乐与人"和"人与音乐"的不同角度引领特殊需要儿童等群体用音乐补偿自己的心理、生理缺陷。在他们的音乐治疗实践探索中,始终以开发人的潜能为治疗的终极目标,他们相信音乐完全可以作为完成治疗目标的最佳媒介,因为音乐对人心灵深处的"非语言的"震撼是其他任何心理治疗手段无法取代的。经过无数次音乐治疗出现的"奇迹",使诺道夫、罗宾斯用"人本主义"做理论依托的论证越发变得充分,以至于当罗宾斯与马斯洛会面时大有一见如故之感,由此而产生了大量的"创造式音乐治疗"灵感。

在大量诺道夫-罗宾斯音乐治疗音像资料展现的成功治疗案例中,我们会感觉到在"人本哲学"支持下产生的许多千变万化的音乐手段中,产生了许多在治疗对象消极表现中出现的积极因素的发展点,各种不同音乐风格的音乐治疗师的治疗才能被充分自由地发挥出来并继续发展下去。每一个案例都可能要根据治疗对象的临场反应采取不同的即兴治疗方法,每一次治疗都可能因治疗对象与上次治疗状态不同而无法轻易套用某种规律,因此在改善治疗对象问题状态的过程中,音乐治疗师采用"创造式"的音乐治疗理念则可能有机会真正体现"以人为本"的人文关怀精神,采用针对性较强的、个性化的、丰富灵活的治疗方法,可以给治疗对象不断带来新的生活希望。

通过罗宾斯音乐治疗讲座提供的诺道夫-罗宾斯音乐治疗团队在长达近半个世纪的不懈努力探索的音乐治疗音像资料片段中,可以看到诺道夫选用的热烈和多变的现代钢琴音乐等多种音乐素材以及治疗对象的乐队小合奏等强劲冲击力的音乐训练形式,也可以看到卡罗尔·罗宾斯选用的民间歌曲等类别的音乐在和谐的钢琴伴奏下唱出的柔美的具有五声调式色彩的有词或无词歌,直至于近些年纽约大学诺道夫-罗宾斯儿童音乐治疗中心的音乐治疗专家们在音乐治疗中采用的地中海、中东等地区,更加广泛地域的色彩斑斓的多民族民间音乐材料,等等。他们应用的音乐地域风格之丰富,音乐表现幅度之广阔,都在音乐治疗界创立了不可多得的典范。然而,在日本洗足音乐大学举办的一次亚洲音乐治疗论坛中的罗宾斯讲演中发现,诺道夫-罗宾斯"创造式音乐治疗"体系不仅仅是应用性音乐的发展成就,而更令人瞩目的是诺道夫-罗宾斯"创造式音乐治疗"体系成功地用音乐体现了人文关怀的高尚精神追求。下面摘选了罗宾斯在讲演中的部分相关内容:

"去各个国家,见各种人,尽管有各种不同的习惯,我感到在音乐治疗的领域里相会的人们,都是对人类、对人的心灵的关心且对治疗抱有热情,持有这种共同的因素,所以,即使文化不同,我想有许多这些非常重要的共同部分。""我最初教的时候,一边和那儿的助手、老师一起工作,一边好像也被他们检验,我到各地去只是大着脸去教的,还是实际上对人很尊重的,我想这个考试我也合格了。在这过程中和大家一起完成了把各种工作共有化。所以,我在那儿和大家一起工作时,就像跟自己的朋友一起工作似的,也就是说,人的想法是一样的。今天,在这个座谈会上没看见中国大陆的老师,很遗憾如果有机会,我还很想和他们一起做。""如果亚洲的各国,……能有一天大家在一起交流,我觉得真是太了不起了。如果总是消极地去考虑,是不会有办法的,我们带着这样的期望,想着什么时候一定会实现、会做成,必须往前进。""听过我的讲义的已经知道,我引用了马斯洛的想法,所以虽然人文心理学被认为不太重视行为,但是,要和音乐一起做的时候,要用音乐,要用音乐行为的思路。所以,用音乐来想行为已完全进入人的生活里。""从诺道夫和我开始工作起,我们带着被'灵性'所说的魂的态度工作到现在,怎样看人类和人,人在活着的生命中有什么样的灵的意图。我们一面考虑这个问题,一面考虑把音乐治疗作为达到音乐标准的一个媒体来使用。虽然亚洲各国要学欧洲和美国的音乐治疗,但亚洲也是存在着独自的灵魂的音乐。""今天我的讲演,在最后我想用这句话来结束,这是一位叫蒂尔哈多·德犹·夏尔当说的话:'我们不是通过灵性产生经验的人,我们是通过经验产生灵性的人(We are not human being having a spiritual experience,We are spiritual being a having experience。)。'在开始时我就说过,今天大家一起聚集在这儿,真是非常重要的,希望能互相支持、互相勉励。"

　　在讨论具体儿童音乐治疗方法前,通过分析两个国际先进的儿童音乐治疗方法体系的思想理论基础,发现大师们都有一个共同特点,他们之所以在音乐治疗发展中取得如此令人仰慕的成就,与他们追求对人的关爱的精神境界是分不开的。笔者在多次接触罗宾斯中深有感触,感觉他在物质上似乎无所追求,但其精神上的执著追求时时刻刻体现在极具亲和力的人格魅力中,无论在北京讲课,还是在广东讲课,罗宾斯总是能够深深地吸引着在场的每一个人。

四、在引进国外儿童音乐治疗体系时值得注意的问题

　　奥尔夫音乐治疗和诺道夫-罗宾斯"创造式音乐治疗"体系目前在我国已经受到相关人士广泛的欢迎和关注,但在推广两种音乐治疗体系的过程中不免也出现了一些困惑。

　　(1)部分参加奥尔夫音乐教育培训班的学员只会在自己的工作中直接照搬学到的内容,不会根据奥尔夫音乐教育体系的基本思路结合自己现有的各方面软、硬件条件发展出新的符合实际的内容,导致学来的内容停留在了"照猫画虎"的模仿状态中,似乎只学到了奥尔夫音乐教育体系的"表面"。笔者认为,近些年奥尔夫音乐教育体

系的深入发展速度有些放缓的原因,与部分学员以模仿为主的学习风气有关,另一方面,国内对奥尔夫音乐治疗的心理学思想基础研究还应再深入些,否则奥尔夫音乐教育体系的许多作用尚欠开发。

(2)一些参加过诺道夫-罗宾斯"创造式音乐治疗"体系讲座的学员则更为困惑。录像中介绍的诺道夫-罗宾斯"创造式音乐治疗"案例中采用了变化多端的多地域风格的即兴创作音乐材料,许多学员感到无法用模仿的方式带回到自己的工作中,因此干脆放弃在自己工作中应用。实际这里有一个重大的问题就是部分学员忽略了对两个著名儿童音乐治疗体系思想理论基础的研究,只有抓住其核心思想,才能抓住先进儿童音乐治疗体系的根本,才可能转化成自己"再创作"的新内容,笔者相信这也是奥尔夫、罗宾斯最想看到的发展局面,因为无论是奥尔夫的一些资料中,还是在罗宾斯的讲座中,笔者多次看到他们鼓励学员大胆地即兴创新,强调要不断创造出符合自己"本土"客观情况的新方法,而不提倡简单照搬,只有这样,先进的儿童音乐治疗体系才可能在越来越多的区域不断迸发出新的生命力。因此,我们有必要重视对先进儿童音乐治疗体系思想理论基础的研究运用,在此基础上,创造出多种"本土化"的儿童音乐治疗方法,共创世界先进儿童音乐治疗体系发展的新篇章!

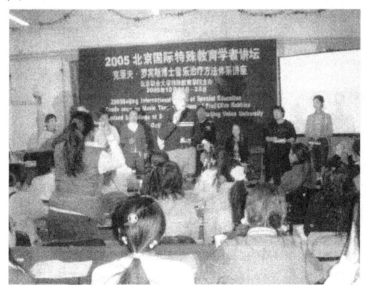

2005 年,美国音乐治疗大师罗宾斯在北京联合大学特殊教育学院讲学

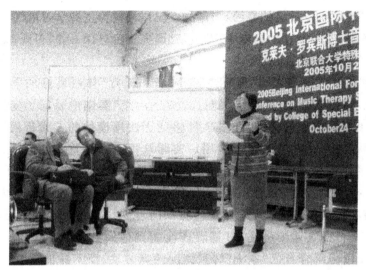

2005 年,罗宾斯(右三)在北京联合大学特殊教育学院点评笔者(站立者)的儿童音乐治疗实验报告,由著名音乐教育心理学家刘沛教授担任翻译(右二)

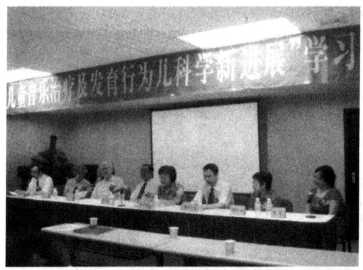

2007 年,罗宾斯(左三)在广东省佛山市南海妇儿医院讲学(右一为作者)

2

音乐治疗方法的种类

第一节　音乐治疗的基本形式

一、音乐治疗的基本形式

音乐治疗基本形式（个体、集体）可以运用到多种音乐治疗方法中，并且老少偕宜。有关基本音乐治疗形式的描述，本章摘选了高天教授的《音乐治疗导论》一书中的部分论述，书中写道：个体音乐治疗"是指一个治疗师与一个患者的一对一的个体治疗形式"。"在个体治疗中，治疗师与患者的关系是至关重要的，它往往决定了治疗的成败。这里的医患关系应该是建立在同情、理解、信任和支持的基础上……""集体治疗则强调的是小组成员之间的动力关系……患者在集体的音乐活动中与其他成员以及治疗师形成一个多层次的互动关系……在这一集体环境中，有社会行为障碍的患者可以通过音乐活动和音乐交流学习来促进自己的社会交往能力和与人沟通能力，学习理解和接受他人情感及行为"。书中还谈到"集体治疗分为'异质小组'（成员中轻度大部分，重度少部分）、'同质小组'（全部是一个程度的成员）以及小组治疗人数（一般以 8～10 人数量较容易控制）等集体治疗规律。"

目前国内在开展儿童音乐治疗中，笔者感觉集体音乐治疗作用尚无充分发挥出来。个体音乐治疗也不太可能一个治疗师对一个特殊需要儿童（即"一对一"），治疗师之外有必要加一位辅助治疗师。通过对国内的儿童音乐治疗现状的调研，发现一位治疗师对一位特殊需要儿童进行个体音乐治疗常会出现治疗师自顾不暇的局面。而笔者在对国外的一些音乐治疗考察和相关音像资料中看到，儿童音乐治疗中几乎没有"一对一"的情况，基本上都是"二对一"或"三对一"的人员配置结构。

二、集体治疗与个体治疗的关系

儿童音乐治疗中的个体音乐治疗和集体音乐治疗是一种相互依赖的关系，经过个体音乐治疗后再进入适合的集体音乐治疗过程,可以使音乐治疗师对治疗对象的疗效具有较高的把握。一些儿童音乐治疗康复机构常常由于治疗对象障碍问题较轻或考虑"经济成本核算"等就主张过多采用集体治疗形式,还有一些儿童音乐治疗师主张多用集体治疗的观点是认为环境对治疗对象的作用是最重要的。关于这方面的结论笔者赞同罗宾斯先生的观点,2007 年他在广东做讲座时我曾请教过集体音乐治疗问题,罗宾斯说他主张"集体音乐治疗的对象都应该首先进行过个别音乐治疗过程"。对治疗对象首先进行个别音乐治疗再进行集体音乐治疗,不仅仅是给病人多提供了些治疗的机会,而且对治疗师准确地判断儿童障碍问题提供了较充分的观察时间和依据,从而制定出针对性较强的治疗方案。

笔者曾多次看到一些国内特殊儿童康复机构的音乐治疗情况,有许多机构让特殊需要儿童直接进入集体音乐治疗,由于儿童音乐治疗师没有给儿童做个别治疗导致不够充分了解儿童的情况,常常造成特殊需要儿童被动接受音乐治疗的局面,治疗师对儿童提出的音乐训练要求有时只是由儿童身后做辅助治疗的家长代替儿童完成,所以集体治疗环境对儿童虽然有积极影响,但治疗师完成治疗目标却存在着一定的难度,可能出现事倍功半的局面,甚至仅出现普通音乐小组课的效果,达不到儿童音乐治疗的目的。

在一些国外成功的音乐治疗案例音像资料中可以看到在集体音乐治疗中加些个别治疗内容的案例,但这需要音乐治疗师具有较高的驾驭治疗的能力,目前,国内这一水准的成熟儿童音乐治疗师还比较少见,而个别音乐治疗在控制治疗局面方面相对比集体音乐治疗要单一些,笔者认为治疗师的儿童音乐治疗水平也应从个别音乐治疗中开始培养。

三、个别治疗的人员配置

根据儿童个别音乐治疗特点,一般是一位特殊儿童配两位治疗师(一位主训、一位辅助,即"二对一"),也可以配三位治疗师(一位主训、一位辅助、一位在监控室观察督导,即"三对一")。由于一位音乐治疗师一般无法应付儿童音乐治疗中的诸多内容(观察、设计、操作、记录等),"一对一"的个别音乐治疗模式在儿童音乐治疗中比较少见,且目前国内"一对一"形式的儿童音乐治疗效果均不够理想。

虽然"二对一"或"三对一"被一些相关儿童康复机构领导认为成本有些"高",但是,成本的比较应该在相同治疗效果的情况下进行,否则流于形式的"一对一"儿童音乐治疗活动可能造成治疗效果甚微,这种人力、物力的浪费才是真正意义的"高成本"。

第二节　音乐治疗的基本方法

　　音乐治疗方法类别的划分随着社会发展也在不断的变化中,大致可以从心理学各学派角度划分;从"主动式"和"被动式"角度划分;从"有语言"和"非语言"角度划分,等等。

　　由于每一位音乐治疗师的治疗对象不尽相同,音乐治疗师的专业背景不尽相同,对于音乐治疗方法的分类则很难整齐划一,同一种音乐治疗方法有可能在多种不同的音乐治疗活动中都可以出现。本章根据相关资料选取了一些国内常采用的音乐治疗方法,就其在儿童音乐治疗中的应用性加以讨论。

一、接受式音乐治疗

1. 接受式音乐治疗内容

　　接受式音乐治疗(receptive music therapy),指治疗者通过聆听喜爱的音乐(歌曲或乐曲等)引起其生理、心理共鸣,之后与治疗师或小组成员交流感受,或用律动、歌唱等形式表现对音乐的理解。此方法可用于各种人群中,既适合个体治疗,也适合集体治疗。国内已将此方法常用于成年人等群体的减压、放松、催眠等方面,聆听音乐或歌曲后,组织治疗者对感受深的音乐或歌曲加以讨论。例如,给老年人播放、演奏一些他年轻时喜爱的歌曲或音乐,并与他共同歌唱、表演等,使老年人重温青春时代的美好感觉;通过聆听、讨论、参与表演治疗师提供的或病人选定的音乐或歌曲以达到解除生活中给人们带来的各种原因导致的精神压力。

2. 聆听法在儿童音乐治疗中的应用

　　接受式音乐治疗中的聆听法也适用于儿童音乐治疗,儿童与成年人同样也有精神放松、减压的需要,尤其特殊需要儿童在生活中常常出现由于各种原因的表达困难引起的交往障碍等问题,通过聆听治疗师特选的音乐,激活特殊需要儿童内心的快乐情绪,并启发特殊需要儿童加入到随音乐律动、歌唱等宣泄式的表演中,使其从精神压力中解脱出来,将消极生活状态转变到积极的生活状态中来。

　　成年人参与接受式音乐治疗大部分时间处于有意识状态,而特殊需要儿童参与接受式音乐治疗大部分时间有可能处于无意识状态,儿童可能情不自禁地加入到聆听音乐引起的各种音乐表演中,此方法中的聆听之后讨论音乐的活动部分,不适合对语言表达缺乏流畅的特殊需要儿童中使用,而在特殊需要儿童中多因素造成语言障碍的群体占有较大比例。

二、音乐引导想象

音乐引导想象(guide imagine by music，GIM)是一种针对性较强的个体治疗方法，先通过治疗师选择的音乐做背景，使用语言引导治疗者进入催眠、放松、与治疗目的相关的想象体验中，然后再由治疗师引导逐渐回到现实中进行讨论。此方法适用于有心理障碍的成年人。

音乐引导想象是由美国的邦妮博士在非指导性音乐想象方法的基础上发展出的一套以使用音乐想象为手段的，完整、系统的治疗方法。据有关书籍介绍，这一方法是目前音乐心理治疗中最复杂也最强有力的方法。由于这种方法涉及的心理层次很深，在使用不当的情况下可能会给治疗对象造成很大心理伤害，因此在美国只有受过专门训练，并获得专门执照的治疗师才允许使用，即使专业的音乐治疗师也不例外。

由于音乐引导想象中运用较多的语言引导和讨论、分析等心理咨询内容，因此，不适宜在特殊需要儿童音乐治疗活动中采用。

三、其他聆听音乐的接受式音乐疗法

在一些医疗等机构中采用的聆听法常常是通过播放适合的音乐，使病人减轻疼痛或解除紧张心理等。接受式音乐治疗在我国医疗单位的开展已经有二十多年的历史，最早在精神病院比较普遍，而后又有综合医院将此方法用于患者减轻疼痛和解除紧张心理等方面，还有一些成人或儿童医疗机构设置了一些加装了音响设备的床、椅子等器械，供患者在上面聆听治疗师为其特选的音乐，也取得了一些音乐治疗效果。

笔者在考察和搜集的资料中发现，由于接受式音乐治疗的聆听法具有操作比较简便、音乐治疗师不需要高超的演奏技能等特点，因此普及速度比较快，但在如何准确选择曲目方面的研究，还需要向更深层次探讨。由于东、西方的文化差异，有些国外研制的配套音乐治疗曲目系列用在中国患者身上，不一定能完全接受，但也绝非只采用中国民族音乐就可以解决音乐治疗曲目问题。笔者目前在此方面的实验体会是：

（1）音乐治疗师需搜集、聆听大量古今中外曲目，并充分阅读、理解相关音乐欣赏文献资料中对作品的诠释。

（2）以自己在音乐治疗实践中总结出的选曲经验为首选音乐治疗用曲依据，以他人音乐治疗选曲经验为辅。音乐治疗师要敢于针对不同患者使用不同地域风格的广泛曲目,但使用的治疗乐曲一定要建立在音乐治疗师对作品的理解之上。

（3）时刻注意搜集各类患者对音乐的聆听感觉,通过长期观察、记录、总结,形成自己的一套音乐治疗选曲经验。音乐治疗师在音乐治疗实践中必须要找到自己使用音乐的"感觉",才有可能实现"对症下药"的疗效,避免音乐治疗变成一次普通的音乐欣赏活动。

总之,音乐治疗师运用聆听法时是需要提前花些时间、精力做足功课的。

四、再创造式音乐治疗

再创造式音乐治疗(recreative music therapy),也有人称其为主动法中的一种。此种方法是在学习演唱、演奏的过程中或各种音乐活动的参与中,提高治疗者的音乐能力,达到改善治疗者的心理、生理问题的目的。

在再创造式音乐治疗方法的发展中,诺道夫-罗宾斯"创造式音乐治疗"体系在其中做出了较为重要的贡献,美国纽约大学的诺道夫-罗宾斯音乐治疗中心以"音乐儿童"理论作为基础,多年来,在特殊需要儿童等群体中成功地运用了"创造式音乐治疗"方法体系,受到了国际上的公认,成为音乐治疗中的重要学派之一。"创造式音乐治疗"方法是最适用于儿童音乐治疗的方法之一,其中充分发挥治疗师和治疗对象的即兴创作能力是其方法体系的主要特色。下面重点解析诺道夫-罗宾斯创造式音乐治疗体系的系列方法。

1. "创造式音乐治疗"体系方法一

从诺道夫-罗宾斯"创造式音乐治疗"体系成功的治疗案例音像资料中可以看到,诺道夫、罗宾斯早期的音乐治疗活动是从特殊需要儿童集体音乐治疗入手的,他们将若干个经典童话故事编配成儿童音乐剧(也有资料译为"音乐游戏")。笔者倾向于此活动称为"儿童音乐剧"的根据有两方面:一方面是因其活动具有音乐剧的典型特征——有故事情节、有戏剧冲突,而音乐游戏一般没有故事情节;另一方面是他们的儿童音乐治疗活动作用很接近音乐心理剧在音乐治疗中改善人的心理障碍的功能。

诺道夫、罗宾斯创作的儿童音乐剧通过引导儿童扮演剧中不同角色和使用故事情节所需要的各种剧中道具,在完成故事情节的发展过程中,比较充分地挖掘出了特殊需要儿童克服心理障碍的潜力。特殊需要儿童非常喜爱儿童音乐剧中的语言旋律化方式,它改变了特殊需要儿童用语言与人交往所出现的各种障碍,音乐治疗师用歌词形式与儿童对话,削减了特殊需要儿童由于多方面原因造成的惧怕以及与人语言交往的心理压力,儿童音乐剧活动可以使特殊需要儿童产生与人交往的快乐感受。

诺道夫、罗宾斯根据经典童话故事创作的优秀儿童音乐剧,如"Pif-Paf-Poltrie"等作品,多年来无论是在西方还是东方的儿童音乐治疗培训班的推广应用中,都得到了广大特殊需要儿童和儿童音乐治疗师的热烈欢迎。

2. "创造式音乐治疗"体系方法二

从诺道夫-罗宾斯"创造式音乐治疗"体系成功的治疗案例音像资料中还可以看到另一种集体音乐治疗方法,即通过训练小乐队开展音乐治疗的活动方式。由罗宾斯指挥,引导特殊需要儿童通过简单的打击乐器演奏与诺道夫的即兴钢琴伴奏合作,与音乐对话,诺道夫高水平的即兴钢琴演奏巧妙地激发起特殊需要儿童伴随钢琴曲对简单打击乐器演奏的表现欲望。特殊需要儿童在听觉、触觉、视觉的刺激中感受到了和谐且富有动力感的音响带给他们的力量。在特殊需要儿童被乐队训练深深吸引的过程中,发展了特殊需要儿童注意集中、积极反射等诸多认知学习能力并增强了特殊需要儿童"实现自我价值"的成就感。

从以上两段集体音乐治疗方法录像中可以发现,儿童音乐剧形式在儿童音乐治疗中,主要适合年龄偏小一些的特殊需要儿童采用,但其中也需要有一两位年龄大些或障碍程度偏轻的特殊需要儿童参与其中,起到配合儿童音乐治疗师引导全体特殊需要儿童完成剧情的作用。特殊需要儿童与儿童音乐治疗师进行"音乐对话"的活动,主要适合年龄偏大些的特殊需要儿童参加,根据每个特殊需要儿童不同的驾驭乐器能力,培养并分配给他们不同难度的演奏乐器,其中相对简单的打击乐器分配给心理、生理障碍问题较重和年龄偏小的特殊需要儿童演奏。

笔者认为实施以上两种集体音乐治疗方法,都需要先有个别音乐治疗在其中配合,否则,特殊需要儿童直接参加集体音乐治疗完成所安排的活动是相当困难的。

直接参加集体音乐治疗比较适用于心理、生理障碍程度偏轻的特殊需要儿童。

3. "创造式音乐治疗"体系方法三

从诺道夫-罗宾斯"创造式音乐治疗"体系成功的治疗案例音像资料中,也可以看到一种专门针对聋哑儿童的集体音乐治疗方式,按一般的想法,聋哑儿童是不适合音乐治疗这种靠音响做康复训练的方式,然而诺道夫-罗宾斯音乐治疗团队在对聋哑儿童开展音乐治疗方面成绩卓著,他们对聋哑儿童的听障程度进行了精心的细化分类,与耳科医生合作通过相关仪器的检测后,实际研究的结果显示了聋哑儿童在音乐治疗中获得的快乐情绪,增长了他们对听力康复的信心,使其残余听力的恢复增加了提高的可能性,其中采用的方法有:

(1)在以歌唱为主的音乐游戏中,音乐治疗师一方面带领聋哑儿童采用较夸张的手语动作做辅助,帮助聋哑儿童理解歌词的内容,另一方面在唱歌词时采用夸张口形,引导聋哑儿童模仿夸张口形发出声音,促进说话能力的提高。

(2)在训练乐队形式的音乐治疗活动中,治疗师根据不同的聋哑儿童的听障程度分配给他们可能掌握的不同乐器。例如:全聋的儿童可以看着指挥的手势靠对震动的触觉敲出指挥要求的节奏鼓点;对有残余听力的儿童,可以根据他们的不同听障程度,分别发给他们可以听到声音的高频或低频的乐器进行演奏。由于聋哑儿童的智力水平普遍基本正常,具备接受指令的能力,因此可以看到在聋哑儿童语言康复中开展音乐治疗并不是很困难的事情。

我国目前对聋哑儿童音乐治疗方面的研究还比较薄弱,传统的聋校教师传授给聋儿的艺术课程主要是美术和舞蹈类。经过对聋儿康复界的问卷调查中发现,聋儿语言康复机构的教师和聋儿家长普遍欢迎引进音乐治疗进入聋儿康复训练项目中,但聋儿语言康复训练教师、家长及相关人士得知为开展音乐治疗还需学习许多相关知识等准备工作后,许多人又出现了畏难情绪。

我国的聋儿语言康复机构目前尚无开展儿童音乐治疗的信息,也未见音乐治疗专业毕业生进入聋儿康复界开展音乐治疗,因此在聋儿康复领域开展音乐治疗尚需更多相关人士的人力、物力的支持和采取更积极的态度参与进来,才可能使我国的聋哑儿童真正在儿童音乐治疗中受益。

4.“创造式音乐治疗”体系方法四

从诺道夫-罗宾斯“创造式音乐治疗”体系成功的治疗案例音像资料中还展示了一些多重残疾儿童的音乐治疗个案,这些特殊需要儿童在盲、智力障碍、肢残、发育不全等等多方面有较严重的生理、心理交叉问题存在。

罗宾斯带领他的儿童音乐治疗团队主要用钢琴演奏,用敲鼓、打镲等敲打活动吸引儿童加入演奏,音乐治疗师的钢琴或鼓的演奏附和在儿童表现的各种动作的节奏和发出的各种声音中,逐渐使儿童在儿童音乐治疗师编配的音乐中产生了和谐感受,随之产生了主动参与敲鼓、弹琴或唱歌等音乐表现的愿望和行为,此后音乐治疗师开始通过乐器演奏或歌唱等与儿童的歌唱、敲鼓等音乐表现“对话”,逐渐形成相互呼应的局面,改变了儿童在音乐治疗初期对音乐治疗活动的不配合态度和音乐治疗师只能随着儿童行为节奏的局面。在音乐治疗期间,儿童的内心世界发生了很大的变化,儿童从开始抵触音乐治疗到后来接受音乐治疗的过程,反映出音乐对儿童心灵的冲击力。

由于这类儿童的生理、心理障碍问题都比较严重,音乐治疗的过程都花费了较长时间,这不仅考验了儿童音乐治疗师的各方面能力水平,更重要的也是对家长意志力的考验,在罗宾斯儿童音乐治疗录像中可以看到几位重症儿童的家长积极支持儿童接受音乐治疗几年甚至十几年之久,令人敬佩,这种"坚持"精神使不幸的孩子重新获得了快乐的生活感受及心理、生理障碍问题不断改善的机会。

在与罗宾斯先生交谈中得知,由于报名到纽约大学诺道夫-罗宾斯音乐治疗中心接受音乐治疗的儿童太多而名额有限,一般一名儿童在中心接受音乐治疗的期限为两年时间,能接受十几年音乐治疗的儿童是享有很特殊的"待遇"了。笔者分析此情况,一方面是音乐治疗师考虑了重症儿童的治疗需要,另一方面家长的积极配合态度也起到了重要的支持音乐治疗的作用。

以上多重残疾儿童音乐治疗个案属于需要花较长时间才可能获得疗效的音乐治疗案例,其中治疗师—儿童—乐器—音响—家长之间的"关系链条"的缜密衔接保证了音乐治疗疗效的获得。

国内目前还没有开展多重残疾儿童音乐治疗项目的报道,主要原因是:目前接纳特殊需要儿童的特殊学校不具备接纳多重残疾儿童的条件;比较固定的、独立的儿童音乐治疗机构或完善的儿童康复机构也非常缺乏;儿童音乐治疗师队伍的形成还不够成熟;开展儿童音乐治疗的时间还比较短;特殊需要儿童家长对儿童音乐治疗的认识普遍还需进一步深入,尤其对于儿童音乐治疗需要一定时间作保证的特点认识还不够充分。

从笔者几年的儿童音乐治疗实践实验中感到:特殊需要儿童家长们需要努力、细致地了解、掌握孩子的方方面面,尤其是父母的努力至关重要,如果没有特殊需要儿童家长的长期配合,包括音乐治疗在内的任何康复教育训练疗效都会大打折扣。

5. "创造式音乐治疗"体系方法五

在诺道夫-罗宾斯"创造式音乐治疗"体系成功的治疗案例音像资料中的众多经典儿童音乐治疗个案中,对孤独症儿童的音乐治疗个案尤其引人注意,甚至是激动人心的。马斯洛人本主义的"高峰体验"思想在孤独症儿童音乐治疗个案中尤为彰显。

个案一:诺道夫对无法用语言表达自己意愿而对外界抵触情绪较强烈的一名孤独症儿童,大胆地采取了"以强攻强"的策略,用较强烈的钢琴演奏和歌唱对应儿童的哭闹,并引导儿童敲打较容易操作的鼓、镲等强烈音响效果的打击乐器,让儿童尽量充分地将内心焦虑发泄出来。在应对音乐治疗中孤独症儿童所表现出的各种情绪变化时,诺道夫的即兴钢琴演奏对孤独症儿童始终保持着强烈的冲击力,其钢琴演奏的强弱变化紧紧跟随在孤独症儿童的情绪起伏之中,经过一段时间的"磨合",诺道夫的钢琴曲调高和歌唱与孤独症儿童发出声音的调门和敲打乐器的节奏逐渐走向一致,音乐治疗师与儿童逐步开始了友好的"音乐对话"、合作,完成了从"无序"到"有序"的心理治疗过程,孤独症儿童的情绪逐步开始走向"平和"。以上案例给笔者带来的启发是:儿童音乐治疗中对强烈情绪起伏的孤独症儿童使用适合的强烈音乐刺激的应用方法是有效的。

个案二:卡罗尔·罗宾斯的孤独症儿童音乐治疗采用了非常柔美风格的音乐,以至于许多她在世界各地特别是亚洲的学生都在其后不断地、成功地沿用了她的治疗风格。在我和罗宾斯先生的访谈中获知,罗宾斯比较推崇此类治疗模式。在相关音像资料中不难发现卡罗尔·罗宾斯的钢琴即兴演奏多采用比较柔和的古典或民间音乐素材,其整体力度很少采用强烈刺激的表现手法,尤其是卡罗尔·罗宾斯在钢琴演奏中加入的即兴歌曲(用一个母音进行哼唱或加简单歌词),非常富有创意,哼唱的旋律中很少出现音阶中的"Ⅳ"级音和"Ⅶ"级音,因此常给人感觉音乐中带有充满了五声调式柔美和谐的东方色彩,给治疗对象营造了一个充满温馨和安全感的治疗环境,在这种氛围中,治疗对象渐渐开始了与音乐治疗师"音乐对话"等配合治疗的活动。

以上两例经典孤独症儿童音乐治疗个案,采用了"一强一柔"截然相反的音乐治疗风格,但治疗变化过程和治疗结果都十分见效,从几位音乐治疗师的经典音乐治疗个案中我们可以惊奇地发现,当音乐治疗师用其敏锐的判断力跟随儿童心路历程变化而即兴配置的跌宕起伏的音乐结束时,竟然无形中即兴创作了一部完整的音乐作品,从中我们看到了心理健康与音乐和谐美的高度统一,以至于我国音乐心理学家刘沛教授看过这些音乐治疗录像后赞叹这些音乐治疗专家也是非常"优秀的作曲家"。

个案三:近些年来,纽约大学诺道夫-罗宾斯音乐治疗中心的音乐治疗专家们的儿童音乐治疗方法技术探索又有了新的发展,音乐治疗师与孤独症儿童在治疗中的配合更加默契。2007年罗宾斯先生带到广东佛山市南海医院讲座的最新儿童音乐治疗案例录像中,我们看到了音乐治疗师们不仅发挥了钢琴、打击乐的作用,而且吉他(六弦琴)演奏的作用也在儿童音乐治疗中表现得淋漓尽致,尽管吉他运用在音乐治疗中已屡见不鲜,但音乐治疗师与治疗对象配合到如此默契程度,还是令人兴奋不已。这些音乐治疗师们综合继承了诺道夫、卡罗尔·罗宾斯等音乐治疗前辈的治疗风格,采用了地域风格更加广泛的音乐,随着音乐治疗师对儿童在现场表现的准确判断,他们忽而采用热情的西班牙舞曲,忽而又转到神秘的阿拉伯音乐中,音乐中既有强烈的动力感,也有温柔的安全感,激发出儿童在音乐治疗中的"高峰体验"进入到更高的层次,过去令人瞩目的治疗成果是"创造性"体现在音乐治疗师的即兴音乐如何能和治疗对象的表现融为一体方面,而最新的音乐治疗录像中我们看到音乐治疗师的"创造性"不仅可以和孤独症儿童展开"音乐对话",而且还唤醒了儿童的"创造性"欲望,儿童主动在治疗师配置的音乐中用有节奏的说、唱、敲打形式畅快淋漓的表达自己内心的快乐,音乐治疗师与治疗对象的"创造性"欲望在相互影响中交替发展着,形成了螺旋式上升的治疗效果。此刻,笔者不仅看到了孤独症儿童通过音乐治疗走出了"孤独"世界的可喜状态,而且还看到了音乐治疗与音乐表演的完美结合表现出的音乐艺术美的本质,在音乐艺术美的享受中,音乐治疗师引领特殊需要儿童不断增加消减心理、生理障碍的信心,使儿童不断增加"正行为"的出现频率。

除以上音乐治疗案例外,诺道夫-罗宾斯"创造式音乐治疗"体系还对其他特殊需要儿童具有很好的疗效,例如针对脑瘫儿童在做"运动疗法"时配合做的音乐治疗等(由于方法与以上案例比较近似,就不在此详细介绍了)。

除儿童音乐治疗外,诺道夫-罗宾斯"创造式音乐治疗"体系在对成年人的音乐治疗中也有许多成功案例,例如在澳大利亚为配合两位成年患者演奏打击乐而编配的即兴钢琴伴奏,因颇为生动而沿用至今;又如在德国一家医院对植物人进行的音乐治疗,以及对社区问题青年及老年病患者的音乐治疗。鉴于本书主要讨论儿童音乐治疗方法,故不在此展开诺道夫-罗宾斯"创造式音乐治疗"体系中成年人音乐治疗方法的讨论。

五、即兴演奏式音乐治疗

(一)即兴演奏式音乐治疗形式

即兴演奏式音乐治疗方法(improvisational music therapy)在欧美国家运用较普遍的方式是由治疗者挑选自己喜欢的打击乐即兴演奏,或根据治疗师确定的一个标题,治疗者根据自己的理解即兴演奏,这种演奏多数规律是"和谐—杂乱—新的和谐"。治疗师在演奏中可使用钢琴或吉他伴奏,演奏之后进行讨论、评估、分析指导,以达到治疗目的。即兴演奏的分析方法有精神分析、人本主义、格式塔等取向的多种心理学流派。以上即兴演奏式音乐治疗方法较适合于成年人应用。目前,集体即兴演奏和音乐心理剧等即兴演奏式音乐治疗方法已传入国内并有国内若干相关机构开展了此类音乐治疗项目,由于此治疗方法在即兴演奏之后有与治疗对象讨论、评估、分析指导等等大量运用语言的环节,因此不太适宜在儿童音乐治疗的活动中开展。

(二)儿童音乐治疗中即兴演奏式音乐治疗应用

已传入国内的两种适合儿童音乐治疗的方法——奥尔夫音乐治疗和诺道夫-罗宾斯"创造式音乐治疗"体系中都包含了较大比重的即兴演奏式音乐治疗内容。他们与成年人的即兴演奏式音乐治疗的明显不同之处主要在于运用语言方面,成年人的即兴演奏式音乐治疗中包含用语言讨论、分析等内容,而儿童的即兴演奏式音乐治疗中不适合加入大量运用语言方面的内容。

即兴演奏式音乐治疗可以解释为是一种"法中无定法"的治疗模式,但在"无定法"前还是有"法"可依的,在儿童音乐治疗方法中所谓"现场即兴"和治疗师"提前策划"也是一个相互依赖的辩证关系。

1. 奥尔夫音乐治疗中即兴演奏式音乐治疗的特点

奥尔夫通过主张运用"原本性"音乐的思想,扩大了音乐治疗师的选曲范围,临场选用的音乐素材可以采用音乐治疗师自己所熟悉的地域的原本性音乐,而不必一定照搬奥尔夫教材中的固定曲目,奥尔夫认为:"原始的音乐是接近土壤的、自然的、机体的、能为每个人学会和体验的、适合儿童的。"因此首先在音乐治疗师灵活选曲方面就产生了即兴性的作用。

奥尔夫通过提倡儿童音乐表现的综合性,将动、说、唱、奏结合到一起,使儿童在音乐中用多种方式表达自己的内心感受。奥尔夫指出,"元素性音乐永远不是音乐本身,它是同动作、舞蹈和语言联系在一起的","音乐来自动作,动作来自音乐"。由于此时不要求儿童的表现统一一致的音乐表演,因此在儿童音乐表现方式上产生了即兴创作机会。

在训练中,教师或治疗师仅仅向儿童提供一些原始性的材料(如最基本的音调、最基本的节奏、最基本的动作方法等),教师或治疗师被要求站在儿童的角度来主持展开音乐活动;儿童则主要是通过在范例和教师或治疗师启发、引导下进行集体创作的音乐学习,儿童被要求即兴编创歌词或吟诵韵文;儿童被要求用自己创造的音响和图形来记录自己的音乐,创造自己的"乐谱",等等。儿童通过多种综合性即兴创造过程,来培养和发展儿童的创造力或创造补偿其心理、生理缺陷的机会。

奥尔夫音乐教材具有较强的循序渐进特点,歌曲旋律从只有三度音程一直到八度以上音程的歌曲,歌词选择了最符合儿童天性的民歌、童谣、谚语等素材,并配有教学设计建议。在教学材料的选择上,从布谷鸟叫的下行三度(so-mi)作为旋律学习的起点,词的起点则是孩子们的名字、熟悉的童谣、儿歌等。奥尔夫的教学建议给了音乐治疗师许多可以根据实际情况改编歌词或旋律的启发,因此奥尔夫音乐教材及指导建议给儿童音乐治疗师进行现场即兴再创作提供了十分有价值的参考资料。

奥尔夫通过系列乐器训练培养儿童主动学习音乐的意识和注意力集中等。他说:"我追求的是通过要学生自己奏乐,即通过即兴演奏并设计自己的音乐,以达到学习的主动性。所以,我不想用高度发展了的艺术性乐器来训练,而用一种以节奏性为主、并比较容易学会的乐器,和肌体相近的乐器。"奥尔夫所说的这种乐器不是高度精确性或高度科技化的乐器(如钢琴、电子合成器等),而是人的动作(如拍手、跺脚、捻指等)、原始的发声器(如铃鼓、手鼓、木鱼等)和奥尔夫自己设计发明的"奥尔夫乐器"(一种音条可以灵活拆装的打击乐器,包括木琴、钟琴等)。

儿童音乐欣赏时,奥尔夫不是让孩子们被动地听,而是借助一些辅助性符号,随着乐器的进行,分声步演奏打击乐器,这样儿童不仅体验到音乐的美妙,而且了解了乐曲的节奏、结构和风格。奥尔夫认为,让儿童主动学习音乐还应包括在课堂上老师的指导。奥尔夫常常强调教师或治疗师在课堂上不是作为导演而存在,而是一个提出问题的人,鼓励儿童自己去探索答案,去寻找各种各样的解决问题的可能性。

由于奥尔夫音乐教育体系中的"即兴创作"是建立在经典的系列奥尔夫音乐教材和系列奥尔夫乐器基础之上的,因此,在奥尔夫音乐治疗中如何在原教材基础上加进"即兴"内容不是简单"变变"就能完成的,搞得不成功就会成为人们常说的仅仅是一场"闹尔夫"失去了奥尔夫音乐治疗效果。因此,音乐治疗师首先要设法尽可能多的熟悉奥尔夫经典教材和乐器,在此基础上才可能创造出奥尔夫风格的即兴创作作品,否则,不仅不会在原奥尔夫音乐教材基础上产生新的即兴作品,反而会出现一个太多随意性和缺少奥尔夫音乐治疗水准的普通儿童音乐活动,这种现象是需要引起运用奥尔夫音乐治疗的治疗师们重视的具有现实意义的问题。

2. 诺道夫-罗宾斯音乐治疗体系中即兴演奏式音乐治疗特点

如果说奥尔夫音乐治疗的即兴演奏式音乐治疗还是有"章"(奥尔夫教材)可循的话,那么诺道夫-罗宾斯"创造式音乐治疗"体系中的即兴演奏式音乐治疗特点则表现得更加充分,或者说治疗中更加体现个性化的即兴创作特点。个性化一方面体现在对特殊儿童的音乐治疗更强调针对性;另一方面体现在每一位儿童音乐治疗师都可以根据自己选择的多种风格音乐素材创造出个性化的治疗风格。

(1)据罗宾斯先生在讲座中介绍:诺道夫-罗宾斯"创造式音乐治疗"体系产生的音乐治疗作品书籍几乎全部是在音乐治疗中的现场即兴创作的,当即兴创作的作品在音乐治疗中获得检验成功之后,才记谱编辑成册。

(2)诺道夫-罗宾斯"创造式音乐治疗"体系中鼓、镲等敲打乐器的运用非常具有特点,他们充分抓住敲打乐对儿童的震撼力,根据治疗对象在音乐治疗过程中的心理变化安排儿童即兴演奏机会。诺道夫-罗宾斯"创造式音乐治疗"体系中运用的敲打乐种类并不是太多,但演奏的方法则根据治疗对象的不同治疗目标而产生了林林总总的诸多非常规即兴打击乐演奏方法。

方法例一:通过讲座中播放的录像我们看到一位多重残疾的女童,由于身体残疾无法站立,因此没有能力完成打鼓活动,罗宾斯先生就抱起这位女童,让她脚踩在鼓上,并随着音乐踩出节奏,使女童感受到了超越自己意想不到的成功的喜悦。这种即兴音乐治疗方法的产生完全取决于治疗师对治疗对象状态的充分掌握以及明确的音乐治疗目标。

方法例二:罗宾斯先生以及他的治疗团队充分利用敲打乐易操作的特点,在音乐治疗中不断地试探着给儿童创造用敲打乐为音乐打节奏的即兴演奏机会,从儿童用敲打乐为音乐伴奏入手,发展儿童与外界建立关系的能力。儿童在音乐治疗师的指导下,从开始对敲打乐的被动态度到感受到用敲打乐为音乐伴奏后的快乐,随之产生的对外界的主动态度增加了进一步矫正儿童心理、生理障碍问题可能性。

(3)诺道夫-罗宾斯"创造式音乐治疗"体系中即兴演唱也颇具特色,治疗歌曲分为有歌词和无歌词两大类。

方法例三:有歌词的歌曲主要用于交往语言旋律化的使用上,儿童很喜欢音乐治疗师将生活中的语言表达变成带旋律的语言交往形式,例如:《你好歌》、《再见歌》、叫儿童名字,教授其他生活常识以及儿童感兴趣的事情都用歌曲形式唱出来,根据儿童音乐治疗现场儿童不同的人数、心情等变化而即兴改编出多种不同角度的歌曲。

方法例四:诺道夫-罗宾斯"创造式音乐治疗"体系中的无词歌的运用大体有两类。

第一类与有歌词歌曲相结合,首先采用无词歌的形式与儿童做"音乐对话",当儿童在"音乐对话"中的表现逐步进入合作状态,治疗师开始在歌曲中加入少量简单歌词,例如"你好"、"不"、"是"等等,激发儿童在接受治疗师状态中发展语言交往能力。

第二类完全采用无词歌形式(用一个母音贯穿歌曲始终),在儿童对外界充满抵触情绪时,治疗师的歌声跟随着儿童发出的声音音高(可能是哭闹)演唱,逐渐儿童开始解除了对治疗师的戒备后,治疗师则根据儿童现场表现出的情绪和动作韵律编配出带领儿童进入新状态的无词歌。

在诺道夫-罗宾斯"创造式音乐治疗"体系中无词歌常常可以成功的表达和描述

出人的心情,歌声中具备一种内在的、委婉的推动力,它有时可以表现出治疗师对儿童的同情心,也可以表现出治疗师对儿童的鼓励,总之,这种"音乐对话"常常可以打开那些由于种种原因造成语言交往困难的特殊需要儿童的"封闭世界"。

　　(4)诺道夫-罗宾斯"创造式音乐治疗"体系中即兴演奏式音乐治疗特点的一个明显特征还体现在治疗师现场即兴音乐创意中。该治疗体系在使用何种治疗音乐上没有任何硬性规定,笔者曾经请教过罗宾斯先生在音乐治疗中什么音乐是好音乐。罗宾斯说"生活化的音乐就是好音乐"。因此我们可以在诺道夫-罗宾斯"创造式音乐治疗"中看到广泛的地域音乐素材,治疗音乐的选择取决于音乐治疗师自己所掌握的娴熟音乐风格及治疗对象的接受范围。

　　方法例五:诺道夫在音乐治疗中运用的即兴现代钢琴音乐风格,显示出他现代音乐作曲家的专业背景特点,他在治疗中成功地将多变的现代钢琴音乐调性、和弦、织体、结构及强弱等表现手法运用到对特殊儿童各种情绪变化的音乐描述中,由于诺道夫运用的丰富的和弦、曲式等变化使音乐带给人一种强烈的动力感,儿童在其音乐风格的感染下,逐渐大胆地敞开自己的心扉,宣泄自己的情绪,开始发展与外界建立关系的能力。

　　方法例六:诺道夫-罗宾斯"创造式音乐治疗"体系中以卡罗尔·罗宾斯为代表的一批女音乐治疗专家形成了自己柔美的治疗音乐风格,她们主要选用世界各地的民间音乐素材,其中,五声调式色彩的东方音乐是她们经常作为即兴创作采用的音乐风格,根据儿童在现场的表现,即兴创作出在柔和音乐中适当加一些具有动力感的音乐和歌唱的内容。

　　方法例七:近年来在纽约大学诺道夫-罗宾斯音乐治疗中心的即兴音乐治疗风格中,音乐素材的选择范围更加扩大,各种音乐创作风格不拘一格,而音乐表现手法对儿童的作用则更加明显,进一步体现出音乐治疗音乐完全贴近治疗对象的即兴创作特点。

　　以上三个案例的音乐创作方法有许多方面值得借鉴,首先说明了治疗师需要掌握广泛的音乐风格素材,才可能在音乐治疗中游刃有余的即兴创作。

　　此外,治疗师也要有自己擅长的音乐创作风格。发挥自己的优势,也是保证音乐治疗产生疗效的重要基础。我们在相关录像中可以看到虽然是同样的治疗结果而多位音乐治疗师在治疗现场采用的即兴创作音乐风格却大相径庭,诺道夫的强烈即兴音乐风格、卡罗尔·罗宾斯的柔美音乐风格以及近些年纽约大学诺道夫-罗宾斯音乐治疗中心的音乐治疗专家们都充分发挥出自己的音乐治疗即兴演奏风格,因此,他们都成功的把握住了音乐治疗疗效的产生。

第三方面,无论是何种即兴演奏风格的音乐治疗师,他们之所以在音乐治疗中获得了成功的治疗经验,都有一个共同的特点,即在观察、判断治疗对象方面非常细致、准确,只有围绕着治疗对象的需要去即兴创作音乐,才能做到任何即兴创作风格都"有的放矢",它说明了"形式永远服务于治疗目的"这一根本道理。

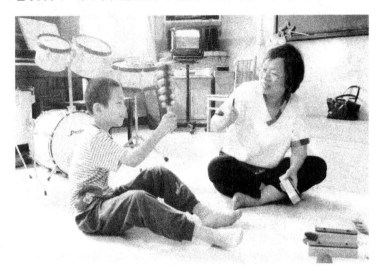

作者(右一)在儿童音乐治疗实践活动中

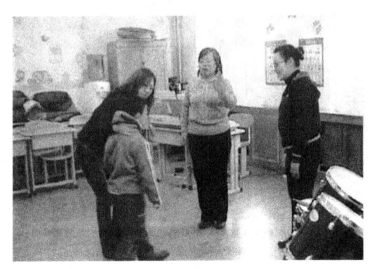

作者(右二)与辽宁省沈阳市特殊教育学校教师(左一、右一)
合作进行儿童音乐治疗实践

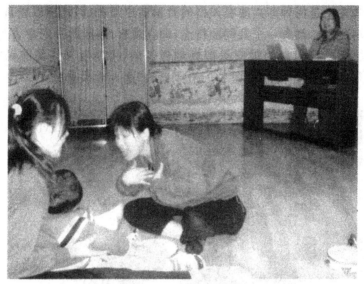

作者(弹琴者)与广东省佛山市南海妇儿医院的儿童音乐治疗师
(左一、右二)合作开展音乐治疗实践

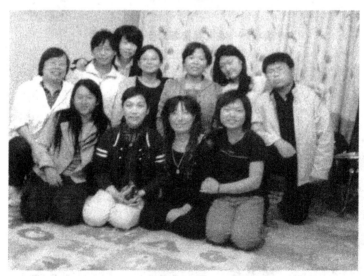

作者(左一)和参加河北省沧州市幼儿特殊教育学校儿童音乐
治疗活动的团队成员

3

音乐治疗的应用范围

第一节　音乐治疗在普通人群中的应用范围

一、成年人

由于音乐具备改变情绪的作用,实际在正常人的群体中某些时候做些音乐治疗也有益心理健康,而心理健康与否常常影响着人们的生理健康质量。一些人在定期进行心理咨询中常采用音乐治疗方法,尽管国内还有人对心理治疗存有顾虑,但接受心理治疗和音乐治疗的人数呈上升趋势,许多人已经开始意识到提高生活质量离不开适当的心理治疗和音乐治疗,于是,目前在国内的成年人中已出现了定期去接受音乐治疗的群体。

二、儿童

正常儿童中也有许多可以接受音乐治疗或被称为音乐心理干预的群体,例如学习障碍、多动症儿童等。但是国内相关人士在这方面的认识还需要进一步深入。一些家长或教师认为自己的孩子或学生没有"病",不需要做音乐治疗,加之目前国内缺乏音乐治疗人员的现状,使这种对音乐治疗的肤浅认识还无法迅速得到提高,因此我国在正常儿童中还较少见有开展儿童音乐治疗或被称为音乐心理干预的报道。

实际上国内在普通小学和幼儿园开展的奥尔夫音乐教育课程中就有音乐治疗的作用。由于奥尔夫音乐教育体系有配套教材和乐器,教师可"拿来就用"而且不强调"治疗"二字,因此普及很快,但在"治疗"方面的研究还远远不够。笔者认为,如果对奥尔夫音乐中的儿童心理、生理的作用深入研究,奥尔夫音乐在国内的研究和应用水平将会更上一层楼。

第二节　音乐治疗在特殊群体中的应用范围

一、音乐治疗在特殊成年人群体中的应用范围

无论国外还是国内,精神病院和特殊教育康复机构都是较早接受音乐治疗的机构,其中的治疗者分别属于特殊成人和特殊儿童群体,此外还有老年人临终关怀、戒毒机构、监狱等。从中不难发现,接受音乐治疗的特殊群体的生理、心理问题常常是通过医疗机构很难治愈的一类病人。

从广义上讲特殊人群的范围很大,但在国内特殊人群中开展音乐治疗的范围还很小,一方面是因为缺乏音乐治疗师,另一方面也是因为许多行业受到制约,尚不能录用音乐治疗师,诸多主客观原因造成了音乐治疗在特殊人群中的发展速度缓慢。到目前为止,国内接受音乐治疗比较多的特殊群体基本上还在精神病院和特殊教育或特殊儿童康复机构,音乐治疗师长期光顾到其他特殊群体机构的信息目前尚不多见。

二、音乐治疗在特殊需要儿童中的应用范围

特殊需要儿童范围大致包括智力落后、学习障碍、情绪与行为障碍、自闭症、沟通障碍、听力障碍、视觉障碍、身体残疾(脑瘫等)、多重残疾、天才儿童等。目前我国主要在智力落后、自闭症、肢残儿童中的脑瘫等特殊需要教育儿童群体中开展音乐治疗比较多。学习障碍、情绪与行为障碍、沟通障碍、听力障碍、视觉障碍、部分身体残疾病症、多重残疾、天才儿童等群体在国内还很少开展音乐治疗。而在一些发达国家的音乐治疗范围几乎涵盖了所有特殊需要儿童群体。之所以一些欧美发达国家开展儿童音乐治疗的范围如此广泛,一方面由于开展音乐治疗的时间相对较长,音乐治疗师队伍已形成一定规模;另一方面一些国家或地区建立的相关社会机制保证了音乐治疗的发展,一些国家或地区的法律条款显示必须对残障儿童等特殊需要儿童群体开展包括音乐治疗在内的系列康复训练。在亚洲尽管也有部分国家开展了儿童音乐治疗,而有制度保证特殊需要儿童进行音乐治疗等康复训练项目的国家还比较少见。尽管开展音乐治疗在许多地区还面临着许许多多缺乏软、硬件建设的困难,但音乐治疗在世界各地并没有停止其发展的脚步。国内也已经有研究人员在儿童音乐治疗领域涉猎了多种类型的特殊需要儿童音乐治疗实验研究。下面我们就部分特殊需要教育儿童特点及进行音乐治疗的可能性问题展开讨论。

（一）自闭症儿童

自闭症（autism spectrum disorder，ASD，也称孤独症）是近半个世纪以来备受国际医学界、心理学和教育界关注的儿童发展障碍之一。最早由美国精神病医生凯纳（Kanner）提出并描述了自闭症儿童的基本特征。自闭症表现为一种自我封闭的行为，刻板、固执的奇特倾向导致认知语言发展水平受阻，对周围事物的变化产生强烈的心理抵抗。大多数自闭症儿童的智力水平偏低；有少数自闭症儿童在某方面超常。

自闭症儿童是近年来有增无减的一个特殊儿童群体。有些残障儿童病症随着医学水平的不断提高已经逐步增加了治愈或预防的可能性，因此，一些残障儿童群体有逐步缩小的趋势。但自闭症儿童群体仍然呈增长趋势，医学界目前还无法确诊其病因。

我国对自闭症的研究始于改革开放后的 20 世纪 80 年代，从那时起，我国的儿童精神病专家借鉴了美国等发达国家的儿童精神病学研究成果，开始将自闭症定义为独立的精神障碍病症。"尽管自闭症受到媒体广泛的报道和人们的关注，自闭症依然是那样的神秘。也就是说，虽然在自闭症候群患者的理解和治疗方面取得了巨大进步，但他仍是一个谜。即使我们从残疾角度看自闭症患者，他们仍然是一个充满挑战和不可理解的群体。"

自闭症候群包括五种亚类型，分别是自闭症、阿斯伯格综合征、瑞特综合征、儿童期分裂障碍和不确定的弥散性发展障碍。这些相互关联的疾患之间最主要的区别在于发生的年龄和症状的严重程度不同。

由于自闭症儿童的病症特点与其他特殊需要儿童有所不同，一些自闭症儿童甚至连特殊教育学校都无法直接进入，还有一些自闭症儿童家长希望通过个别化综合康复教育训练使儿童的病症得以改善，以便病症减轻之后能进入普通学校读书，争取尽早适应社会。于是自闭症儿童个别化综合训练康复教育机构在全国各地应运而生，一些特殊教育学校也开设了学前自闭症儿童个别训练班。目前，我国已有了一定数量的自闭症儿童综合康复训练机构。这些机构采用了近年来国际上已形成的多套自闭症儿童康复训练体系，它们是应用行为分析疗法 ABA 正强化、结构化教育 TE-ACCH、人际关系发展干预 RDI、地板时光（Floor Time）等。以上方法尤其在早期干预中已经显示出了对自闭症儿童康复的一定疗效。

在自闭症儿童群体有少量的在超常儿童（也称天才儿童），智力方面没有问题甚至是某一方面不可多得的人才，例如笔者几年前曾在加拿大大使馆听到加拿大国家图书馆馆长的一个报告,称世界以演奏巴赫钢琴作品著称的加拿大钢琴演奏家古尔德身上有许多自闭症的行为表现特征。但这类"高功能"自闭症个案毕竟数量较小,而且还有许多古尔德的崇拜者不认可古尔德有某些行为属于自闭症的表现。

由于引起自闭症的神经生物学机制还不清楚,所以判断一个儿童是否患自闭症的主要方法是行为特征观察。因此对自闭症的诊断不会是轻而易举的。笔者曾有机会请教过国内著名自闭症儿童医疗专家,她表示对自闭症儿童的初期诊断常常从自闭症倾向开始,过早下结论常常给儿童及家长带来不必要的精神压力。但不论是何种类型的自闭症儿童,用综合康复教育训练对他们进行早期干预确实在医学界和特殊教育界中已达成了共识,因此产生了一个交叉学科的新领域,即康复教育。

近年来,许多特殊教育学校的教学目标纷纷转向康复教育。在康复教育中无论儿童的自闭症诊断是否已经明确,都可以在康复教育中进行有利于儿童成长的综合康复教育训练(包括音乐治疗)。

情绪不稳定是自闭症儿童的典型症状之一,由此可能引发一系列排斥外界的自闭问题。自闭症儿童的情绪问题引发的多种症状,大致有以下几方面:

1. 交往

自闭症儿童对周围的人缺少交往愿望,对亲人缺少依恋感情,很少与人目光对视及其他交往表示。对周边环境缺乏关注。对自己身边的人和事忽而持"麻木不仁"的态度,忽而又表现出异常强烈的态度,情绪起伏不定。

2. 语言

自闭症儿童语言发展迟缓,以至于一些家长在儿童发育早期误认为自己的孩子是聋哑儿童。自闭症儿童常常发出一些别人听不懂的声音,或有语言后整天重复听到的电视广告词等外界的一些语言,而这些语言与和他人交往毫无关系。因此许多自闭症儿童就算有了说话能力也不太会用语言与人交往。

3. 智力

自闭症儿童大部分智力低下。海沃德在书中写道:"自闭症候群儿童智商水平分布很广。自闭症儿童既可能伴随严重甚至极重度的智力残疾,也可能具有天才的智力。尽管自闭症候群的智力出现在智力分布图的所有水平上,但70%~80%的自闭症患者是弱智。'低功能自闭症'和'高功能自闭症'的术语有时就被用来区分自闭症儿童是否伴随智力残疾。"

4. 刻板行为

自闭症儿童常常出现一些刻板行为,他们会固执地在一段时间里不停地做某一种强迫性的动作,如果草率地阻止自闭症儿童的刻板行为,他们可能将出现强烈的对抗情绪。

5. 攻击行为

自闭症儿童常伴有攻击性行为,它是自闭症儿童的典型过度性行为。笔者在实验观察中发现,自闭症儿童常常可能因为无法表达出自己的意愿而采取对自己或他人的攻击行为作为发泄内心压抑的方式。

根据相关资料及笔者所做的"自闭症儿童音乐治疗课题"证实:音乐对情绪的影响可以缓解自闭症儿童严重的情绪问题,这一论点得到广泛的认可。

国内外大量的关于自闭症的研究中都谈到自闭症儿童对音乐的反应。国外对自闭症儿童音乐治疗的研究已近半个世纪,音乐治疗专家们从改善自闭症儿童情绪入手,通过长期的的临床研究,音乐治疗对自闭症儿童病症的缓解作用已经充分显示出来。因处于"音乐临界期"的儿童对音乐的接受能力很强,用音乐治疗矫正儿童的障碍问题,可产生积极的改善效果。美国纽约大学诺道夫-罗宾斯音乐治疗中心推出的"创造式音乐治疗"体系,对自闭症儿童音乐治疗的发展具有重要的推动作用。国外还有一些以儿童动、说、唱、奏形式进行的优秀综合音乐教学法(如奥尔夫教学法等)运用到自闭症儿童的音乐治疗中,也获得了良好的治疗效果。

我国精神科、儿科医生以及心理学和音乐、教育工作者自 20 世纪 80 年代开始对自闭症儿童的康复内容进行了理论及实践研究。通过音乐对自闭症儿童的影响,笔者从中发现:自闭症儿童长期接受音乐治疗可以起到对其提高综合康复教育训练质量关键的"润滑剂"作用,因为音乐改善情绪的功能恰恰可以改变自闭症儿童首先需要削减的情绪问题症状。

近些年来,我国在这方面的研究速度在逐步加快,目前陆续有部分特殊需要儿童康复教育机构、普通小学和特殊教育学校等开展了对自闭症儿童的儿童音乐治疗项目,但这些开展儿童音乐治疗的机构和人员还远远满足不了自闭症儿童的康复教育需求。此外,需要进一步扩大学前教育领域开展自闭症儿童音乐治疗早期干预的范围,目前国内幼儿园中无论从音乐治疗所需的"硬件"配置还是音乐治疗师人员等的"软件"配置上都还十分匮乏。

(二)智力落后儿童

智力落后儿童(mental retardation,MR)群体中包含着多种病因,它包括唐氏综合征、苯丙酮尿症等近十种病症。近些年来由于医疗水平的不断提高以及人们健康水平的不断改善,其中某些病症已有了一些预防的办法(例如医院对孕妇做某种病症早期筛查等)促使一些病症有了减少的趋势。

　　目前特殊教育学校中的生源还是以智力落后儿童为主,还有许多智力落后儿童的病症尚无法通过医院治愈,甚至一些智力落后儿童的病因至今还无法通过医学手段确诊。据统计,我国现有的智力障碍者约1000多万人。

　　智力落后主要是指大脑受到器质性损伤或由于遗传因素中染色体畸变或基因突变等致使大脑发育不全,造成认知活动的障碍以至全面的心理活动障碍,由于先天或后天因素导致智力活动发育停留在某个比较低级的阶段。智力落后儿童的落后程度通常根据对智力商数(IQ)的测验分为:轻度(50~70分)、中度(35~55分)、重度(20~40分)、极重度(25分以下)几个类别。大部分智力落后儿童的问题表现为:

1. 记忆力

　　智力落后儿童的记忆力有局限,与同龄普通儿童相比智力落后儿童则需要花费更加大量的时间反复记忆各种知识信息,但储存信息的能力很有限,因此造成认知学习速度十分缓慢。

2. 理解力

　　智力落后儿童理解事物的能力有局限,对接受外界事物的反应速度较慢。在认知学习中常常形象思维能力要高于逻辑思维能力,智力落后儿童一般在音乐、体育、美术等课的学习中,表现出的热情较高,其次是语文课,数学课内容的掌握则较为困难。

3. 注意力等

　　智力落后儿童的注意力持续时间较短,因此影响了他们的学习质量,由于智力落后儿童的思维能力和身体素质的局限性,在学习过程中常常"心有余而力不足"表现偏迟钝并常伴有语言表述困难等学习障碍问题。

　　尽管智力落后儿童有种种先天不足,但也有许多可爱之处。智力落后儿童常常表现出较为单纯的心态,虽然有些智力落后儿童见人比较胆怯,但大部分智力落后儿童不抵触与他人交往和学习知识。因此,对于智力落后儿童个别化综合康复教育训练的开展,在某些方面比自闭症儿童要容易一些。智力落后儿童一个明显的优点就是几乎不拒绝老师对自己发出的任何指令,但由于智力落后儿童的不同病症及智商落后程度差别较大,因此综合康复教育训练的接受能力不可能完全相同,康复效果也存在着较大的差异。

　　经过国内外特殊教育人士多年的不懈努力,目前已经有一些较成熟的特殊教育方法使不同程度的智力落后儿童在特殊教育学校、普通学校中的资源教室以及普通学校等环境的学习中可以提高自身的康复水平,特殊教育课程注重对于智力落后儿童在自理、就业、人际关系以及休闲等领域的实用性技能的培养。

在特殊教育中对智力落后儿童已有较完整的个案评价体系,其内容包括:任务分析,学生积极的反应,系统性反馈,从教师提供的线索和暗示迁移到自然刺激的所谓刺激控制的迁移,知识的泛化与持续化,直接且经常性的测评。

在我国的智力落后儿童特殊教育研究中,从初期将普通小学低年级教材拿到特殊教育学校高年级使用,到现在每所特殊教育学校几乎都可以结合自身的具体情况编制出成套的特殊教育教材的演变过程,足可以窥见我国智力落后儿童特殊教育水平已经取得的长足进步。许多智力落后儿童在特殊教育学校愉快地度过了他们从幼儿园直到高中毕业的学校生活。在特殊教育学校循序渐进的、系统的学习训练中,智力落后学生适应社会的能力得到了不同程度的提高。许多特殊教育学校为发展智力落后学生的生存技能还配置了多种职业培训课程,例如让智力落后学生在模拟的"商店"中学会买卖商品;在模拟的"餐厅"中学会厨师和服务员工作等,诸多社会生存技能的训练,使部分智力落后学生在特殊教育学校毕业后可能找到胜任的工作,争取在生活中实现自食其力。

由于智力落后儿童为特殊教育学校的主要学生群体,因此我国儿童音乐治疗的发展早期就开始了对智力落后儿童音乐治疗的研究。从何化均、卢廷柱编著的《音乐疗法》一书中可以看到,二位作者在特殊教育学校对智力落后儿童大量音乐治疗研究活动的描述,而后张鸿懿、马廷慧主编的《儿童智力障碍的音乐治疗》一书,更是一本针对智力落后儿童音乐治疗的研究专著,再后来特殊教育领域的专业人士也开始了持续的对智力落后儿童音乐治疗课题的实践实验研究。

在笔者对智力落后儿童音乐治疗实践实验中发现:对中、轻度智力落后儿童进行音乐治疗见效比较快;而对于重度智力落后儿童开展音乐治疗想在短期见到效果则有一定难度。重度智力落后儿童反应一般都十分迟钝,音乐治疗疗效的出现也相应比较慢。由于我国开展儿童音乐治疗的种种主、客观条件的局限性,特殊教育机构目前还很难有足够的精力对一名重度智力落后儿童进行长期的音乐治疗。而在国际先进的音乐治疗案例中对重度智力落后儿童音乐治疗的成功案例已屡见不鲜了。因此进而证明了重度智力落后儿童乃至多重残疾儿童都适合通过音乐治疗促进康复水平的提高。

根据相关资料及从笔者的智力落后儿童音乐治疗实践实验研究课题中发现:智力落后儿童在音乐治疗中通过知觉、动作、情绪三者相互刺激下可以产生补偿其生理、心理缺陷的作用。"当儿童的音乐能力得到恢复发展时,他们的某些生理和心理问题也会相应地得到改善"这一论点在对智力落后儿童的音乐治疗中得以充分论证。音乐治疗在欢乐的治疗与教育交叉的训练气氛中提高智力落后儿童的精神集中能力和动作协调能力以及认知能力的作用尤为突出。但不同类型的智力落后儿童需要改善的问题障碍类型又各有不同。

　　智力落后儿童中的唐氏综合征儿童对音乐具有较强的敏感度,因此经音乐治疗后其障碍问题改善比较显著。唐氏综合征儿童对音乐节奏训练具有较强的接受能力,因此采用奥尔夫音乐治疗方法中的"动、说、唱、奏"综合音乐训练改善唐氏综合征儿童的障碍问题见效较快,在提高了对外界的反应速度之后其他认知能力也随之增加了提高的可能性。音乐对唐氏综合征儿童的作用已在许多案例中得到证实,其中在国内最为典型的一例就是众所周知的舟舟的成功。由于他从小在父亲工作的乐团长大,通过一些乐团的叔叔对他进行相应的训练,他可以模仿表演指挥许多部管弦乐曲作品,不仅使他的人生充满了幸福快乐,而且也给其他人带来了精神上的愉悦。

　　音乐治疗对改善智力落后儿童情绪不稳定的作用也十分明显。由于音乐治疗可以给予智力落后儿童充分的表演空间,使其在音乐表演中经历了从宣泄、抵触到在音乐中配合治疗师表演或为音乐伴奏的转变过程,消极的情绪发生了根本性的变化,综合康复教育训练水平得以顺利提高。

　　在音乐治疗实验中,研究人员发现:不同类型的智力落后儿童经过音乐治疗后,可以在精神集中能力和动作协调能力、反应灵敏度等方面进步;注意力基础好的智障儿童可以通过音乐治疗与音乐教育的结合提高认知能力;情绪不稳定的智障儿童通过找到自己喜欢的音乐治疗方法的正强化训练,可以使其正行为表现总水平得到提高。

(三)脑瘫儿童

　　脑瘫(cerebral palsy,CP)是一种起因于脑损伤的长期疾病,它会引发随意运动神经功能紊乱。脑瘫是学龄儿童中出现率最高的肢体残疾类型。脑瘫产生的原因目前还不够明确,可以得到治疗,但无法治愈。患有脑瘫的儿童可能几乎无法或根本无法控制他们的手臂、腿和语言,约有 1/3 的脑瘫儿童的智力在正常或超常范围之内,1/3 轻度认知缺陷,1/3 存在中、重度智力落后。部分脑瘫儿童还存在着感觉损伤、听力损失、视觉损伤等多重残疾。

　　在日常生活中,口语表达、行为和活动上存在的极度困难常常伴随着脑瘫患者。脑瘫儿童综合康复训练的早期干预尤为重要,国内已有一些中、西医以及教育等方法为一体的脑瘫儿童康复机构取得了一定的康复研究成果。大部分中、轻度脑瘫儿童可以进入特殊教育学校学习,部分脑瘫儿童还有可能参加普通学校部分课程的学习,脑瘫儿童的主要表现特点为:

（1）脑瘫儿童的多种肢体残疾障碍，造成其认知学习过程中出现的多种行动不方便，但许多脑瘫儿童智力水平比较正常，因此克服困难的毅力水平常表现出超过普通儿童的水平。

（2）由于许多脑瘫儿童肢残问题比较严重，智力水平基本正常，因而对周围的人的态度十分敏感，尤其遇到一些对他们误解的人时，会出现过度戒备他人等心理问题，表现在与人交往时缺乏信心、出现心理障碍。

（3）脑瘫儿童的肢残及多重残疾问题导致他们进行个别综合康复教育训练是一件身体不能轻松完成的事情，由此产生心理压力和负担，极易造成其焦虑情绪的过分增长。

从以上脑瘫儿童的表现特点可以发现，脑瘫儿童的肢体残疾问题会引发出一系列心理问题，这些心理问题很有可能影响脑瘫儿童肢体康复治疗、训练效果。许多国内外的脑瘫儿童康复专家都逐渐认识到，虽然脑瘫儿童的肢体康复治疗、训练早期干预对其成长非常关键，但如想提高脑瘫儿童的肢体康复治疗、训练质量，需要有相应的心理治疗手段在肢体康复治疗、训练中配套实施，形成一套适合脑瘫儿童的综合康复治疗、教育训练体系。

国内外对脑瘫儿童的综合康复治疗、训练目前已经基本形成了一个完整的体系，它包括：药物治疗；物理治疗（可配合采用水疗、电疗、生物反馈疗法等）；针灸推拿按摩法；外科疗法；神经阻滞疗法；A 型肉毒毒素（BTA）肌肉注射法；康复护理；运动疗法（手法治疗、作业治疗、语言治疗）；矫形器、支具的佩戴；音乐治疗；并存症的治疗（行为矫治、心理治疗、癫痫控制、特殊教育）等。以上系列治疗强调早期干预、长期干预、形成医院-家庭-社会（学校等）综合康复治疗、教育训练模式。

大部分脑瘫儿童由于肢体障碍给其生活带来的诸多行动艰难，很容易引发焦虑情绪，因此可以首先针对脑瘫儿童的情绪问题开展音乐治疗，使其不断改善消极情绪产生积极乐观的情绪，增加对综合康复治疗、训练的信心；其次针对脑瘫儿童由于自己的肢体障碍产生的自卑心理和对他人的过度戒备心理开展音乐治疗，促进增长与人交往的能力，削减其过度自我保护的极端心态。

针对脑瘫儿童因肢体障碍所产生的问题，可以通过节奏性极强的与他人合作的音乐律动、音乐表演等音乐治疗活动，使其在产生快乐情绪的同时又有意识或无意识地强化了身体协调性的康复训练。

在笔者的脑瘫儿童音乐治疗实践实验中证实：脑瘫儿童的自卑感造成了其常常在音乐治疗开始时拒绝参加有与治疗师身体接触的活动（如握手等），但通过节奏训练、律动训练、音乐表演等过程，使一些多元且安全的感官运动缓解了脑瘫儿童的焦虑的情绪,治疗师成功的系列音乐活动设计,使他们能在短时间内享受到成功体验,因此产生的自信心建立了发展社交愿望及其他学习能力的重要基础。当音乐治疗一个疗程结束时,脑瘫儿童不但能够与治疗师默契的合作,还能够主动在音乐治疗训练中用形体即兴创造出自己的艺术表现,增加了对他人的友善态度,加快了融入普通儿童的学习生活中的康复目标的实现。

在对脑瘫儿童开展的音乐治疗中笔者还发现,在音乐活动中按照节奏做身体律动、在音乐中演奏打击乐、根据歌词内容演唱和表演、根据乐曲特点即兴创编舞蹈,发展了脑瘫儿童粗大运动和精细运动。系列音乐活动给予感官的刺激,增加了脑瘫儿童"动"的欲望,从规律和特定的情境中,发展了主动式或被动式的肢体动作,从而改善了肌肉控制协调、精细及粗大动作技巧、方向感及身体本身的活动力和语言表达能力等。

北京脑瘫智障青年歌手张明在家长及方方面面人士的支持下,通过歌唱活动培养出极大的自信心。张明从幼年时期站不起来到经过多次手术,又到能站在舞台上开独唱音乐会的十几年努力奋斗历程,充分说明了音乐给脑瘫儿童心理、生理康复带来的深远影响。

以上列举了三类国内较普遍开展音乐治疗的特殊需要儿童群体,其他类别的特殊需要儿童群体也亟待需要接受音乐治疗,因为促进特殊需要儿童成长而开展的康复教育项目几乎都需要首先从改善情绪入手,才可能使其综合康复训练及认知学习方面得以顺利进行;其次,部分儿童音乐治疗训练内容(如注意力集中的训练、身体协调性的训练、语言训练等)也都是多种类型的特殊需要儿童普遍需要训练的项目。

(四)其他特殊需要儿童

1. 盲童

盲童虽然普遍智力基本正常,但由于视觉的障碍问题可能会产生对周围诸多事物理解的局限性,存在着一定的心理问题,过度的自我保护和信息量获取的局限性难免会造成其偏执的心态,阻碍了用平常人心态去客观分析事物的能力发展,因此失去了许多得到他人帮助和表现"自我价值"的机会,影响了其认知水平的提高,潜移默化地降低了自己的生存质量。

盲童对音响格外敏感,音乐是他们钟爱的一项重要生活内容。长期以来,许多盲校纷纷把开展音乐活动作为主要课程之一,而在音乐活动中如能加进针对每位盲童而进行的心理治疗内容就更可以体现出音乐治疗对盲童的帮助。然而到目前为止,尚无发现国内盲童学校开展音乐治疗研究的信息。

许多观点认为:音乐治疗是针对智力落后儿童开展的康复教育项目,而盲童普遍不仅学习音乐没有问题甚至酷爱音乐,因此没有进行音乐治疗的必要,这种观点一方面混淆了"音乐活动"和"音乐治疗"的区别,另一方面忽视了盲童普遍存在的心理问题。笔者希望在不久的将来,音乐治疗可以为我国盲童服务,这必定会对盲童的成长起到一种不可替代的改善身心健康的作用。这种作用已在国外的先进音乐治疗案例中得到了充分显示。

2. 聋童

聋童的语言康复水平在科学技术发展的推动下,近些年来取得了较大的进展,一方面通过医学手段逐步减少了聋童的多种发病率,另一方面聋童的语言康复技术也在不断进步之中,许多聋童通过佩戴不断现代化的助听器重新获得了不同程度的听、说能力。由于在佩戴助听器的初期需要一系列的语言康复训练过程,我国在相关部门支持下成立的聋儿语言康复中心已经遍布全国各地,机构数量十分可观。但笔者在调查研究中发现,目前还没有开展音乐治疗项目的消息报导,而发达国家对聋童开展音乐治疗已在几十年前就开始了。

我国聋儿语言康复机构开设的康复课程中,基本上继承了传统聋儿学校的艺术课程,开设了以形体训练为主的音乐律动课程,发挥了聋童视觉能力较强的优势,但仅仅在聋儿语言康复中开展音乐律动课是远远没有充分发挥出音乐的作用的。如果在聋童听力方面的训练不够全面,就可能造成部分聋童对语言康复训练信心不足,甚至产生没必要恢复听觉能力的想法,这种想法直接影响了聋童恢复听力的机会和成年后在社会的生存能力。另外还有许多人对在聋童中开展与音响相关的音乐治疗训练的作用还存有怀疑态度,他们虽然不反对音乐治疗在聋童中开展,但对音乐治疗在聋童中的开展也不积极付之行动。

通过国际先进儿童音乐治疗对聋童的研究成果中所得到的启发是:对于聋童音乐治疗的目的不仅仅是听力训练,而更为突出的作用是培养聋童在听力训练中的乐观态度和自信心,这对于提高聋儿语言康复质量很有帮助,在此基础上音乐治疗可以在聋童不断增长的自信中开展专门设计的综合音乐活动,其特有的多种动、奏、听、唱训练项目将会对聋童的语言康复起到良好的促进作用。因此对聋童开展音乐治疗是十分必要的。

由于开展儿童音乐治疗需要一系列的前期准备工作,需要在儿童早期干预中进行,需要康复机构和家长等方面的紧密配合,相关人士如果对开展儿童音乐治疗只报模棱两可的态度,一系列开展儿童音乐治疗的保障措施就很难实施,儿童音乐治疗就很难在聋童中发生作用了。笔者希望在聋儿语言康复领域中尽早成立开展儿童音乐治疗项目的机构,使我国的聋儿语言康复训练内容更加丰富。

3. 学习障碍儿童

学习障碍儿童是在普通儿童中间需要特别关注的一个群体。这些儿童的潜力或能力与现实学习之间存在显著差异，虽然他们的学习问题不是由残疾或智力落后所导致，但需要进行个别化教育训练。学习障碍儿童问题主要表现在阅读、表达、逻辑思维、社会交往、精神集中、多动症以及多种行为问题等方面，疑似致病因素包括大脑损伤、遗传、生化失调和环境原因。关于构成真正学习障碍儿童的原因研究，无疑还将持续很长时间。国内外教育专家通过在教学中观察学习障碍儿童的表现，已经研发了一些评估障碍儿童学习的方法和个别教育训练方法，教师可以通过发现学习障碍儿童的某些特征和兴趣并加以巩固，培养其积极的学习、生活态度。

从已发表的教育研究文献中可以看到，我国近些年对学习障碍儿童的研究在不断发展中，一方面是我国教育科学研究水平提升的结果，另一方面我国目前大多数家庭只有一个孩子，也造成了许多家长格外关心子女的教育问题。因此学习障碍儿童问题越发受到相关人士的重视，对学习障碍儿童的研究团队在不断地扩大。已有资料显示个别化教育训练对于学习障碍儿童问题的改善有一定的帮助，而儿童音乐治疗完全可以作用在学习障碍儿童的个别化教育训练中。

绝大部分儿童都可能对音乐产生兴趣，学习障碍儿童也不例外。在儿童音乐治疗训练中，可以提高儿童与他人的交往能力、精神集中能力、语言表达能力等，儿童还可以通过音乐治疗训练改善情绪后促进其他个别教育训练的顺利开展。

系列音乐治疗活动对特殊需要儿童问题的多项改善作用也是学习障碍儿童所需要改善的部分。在我国广大的学习障碍儿童群体中，儿童音乐治疗有巨大的"用武之地"，只是我国现阶段普通儿童中的心理教育尚没得到相关人士的充分认识，甚至部分家长对音乐治疗还有认识误区：只要是与"治疗"二字有关系，那就是有"病"了，就得吃药、打针，因此不愿意自己孩子进行音乐治疗；即便是愿意为孩子进行一些个别化教育训练的家长，也对音乐治疗疗效不甚了解。

笔者认为，我国对学习障碍儿童的个别化教育训练已经受到关注，例如资源教室的建立也包括对学习障碍儿童的个体训练项目等。但在普通学校中由于种种主、客观原因学习障碍儿童的个别化教育训练开展得还不够普及，学校的精力还是更多地花在应试教育中，因此儿童音乐治疗的开展也随之受到一定影响，家长对音乐治疗的认识也受到局限。其实，所有特殊需要儿童个别教育训练的成功保证都基本上是一个相同的流程，即：早期干预，医院、学校、康复机构和家长的配合，加上周密的个别教育训练计划。随着我国儿童心理教育的不断普及，我国的儿童音乐治疗必将相应在更广泛的特殊需要儿童中得到进一步开展。

4. 多重残疾儿童

多重残疾儿童在国外已有许多接受音乐治疗的成功案例。根据目前国内现状分析,多重残疾儿童的可行康复手段可能在家庭方面,因此儿童音乐治疗的进行可能需要靠家长在中间发挥主要作用。

5. 天才儿童

天才儿童(也称超长儿童)在国内外都是存在的。这些儿童可能在适应社会方面的能力远远低于普通儿童,而在音乐或其他某一学科极具特长又远远超过普通儿童,这方面的成功案例也是家长方面的努力占第一位作用。

(五) 我国特殊需要儿童康复教育的发展现状

我国是世界上人口最多的国家,有大量的特殊需要儿童需要进行各种类型的个别化康复教育,因此,儿童音乐治疗存在着巨大的发展空间。以上笔者阐述的特殊需要儿童应用范围中,有部分特殊需要儿童群体(自闭症、智力落后、脑瘫等)在我国已经开始开展了儿童音乐治疗,但开展的规模目前还远远满足不了广大自闭症、智力落后、脑瘫等儿童的康复需要。另有部分特殊需要儿童群体(盲、聋、多重残疾、学习障碍及超长儿童等)所在的学校或康复机构也已经具备了开展音乐治疗的基本条件,但相关部门人士对特殊需要儿童的心理、生理康复教育还需进一步加快对发展重要性的认识,还需要得到相关行政主管部门人士、教师及儿童家长的进一步理解和支持,才可能使音乐治疗及其他康复教育内容的开展形成具有一定"软、硬"件基础的运行保障体系。

笔者在以上特殊需要儿童音乐治疗应用范围划定中,虽然已经涉猎了几类开展音乐治疗的特殊需要儿童,但与发达国家相比,我国的音乐治疗对特殊需要儿童群体的受众面还非常有限。纵观国外先进的特殊教育资料,关于对特殊需要儿童开展康复教育的研发工作,首先需要医疗(诊断、治疗)、教育(训练、认知)、心理(评估)等跨学科专家、家长的共同努力,创造一个多类别特殊需要儿童康复教育的大环境之后,才有儿童音乐治疗的更大发展空间。

特殊需要儿童的康复教育是一个多学科科研团队协作的系统工程。一方面我国目前在这方面的科研人员数量十分有限,还很难形成"团队"规模,另一方面"协作"的形成也需要方方面面进一步去努力"磨合"。

我国的康复教育大环境还有许多工作要做,儿童音乐治疗的研究工作应该积极地做好普及前的准备工作,音乐治疗应用学科的特点需要我们用大量时间去做更多的实践实验研究。

4

儿童音乐治疗方法的种类

第一节　国外儿童音乐治疗方法与"本土化"
　　　音乐治疗方法的关系

一、国际先进儿童音乐治疗体系与国内儿童音乐治疗现状的差异

笔者在儿童音乐治疗实践实验中通过学习奥尔夫音乐治疗和诺道夫-罗宾斯"创造式音乐治疗"体系等若干国际先进儿童音乐治疗方法受益匪浅,对一些在普通儿童教育中运用的音乐教学方法技术如何运用到儿童音乐治疗中,逐步有了清晰的认识,但也同时发现,如果将国际先进儿童音乐治疗体系的应用方法直接拿来在我国儿童音乐治疗中使用,不一定都能完全达到理想的治疗效果。笔者分析有如下三方面原因:

(1)国内的音乐治疗师对国外的音乐治疗素材不够熟悉,导致运用不自如,打动不了治疗对象。

(2)国内的特殊需要儿童对国外音乐接触有限,接受能力有局限性,因此,有些优秀的国外音乐治疗素材如果使用不当,也打动不了治疗对象。

(3)我国儿童音乐治疗师的自身音乐操作技术(主要在演唱、演奏方面)水平还有待于提高,与国际先进音乐治疗体系中的音乐治疗师相比还有较大差距,特别是国内许多儿童音乐治疗师还缺乏优秀音乐治疗师需要具备的较娴熟的即兴钢琴、吉他等乐器的演奏技巧,即兴演奏技术是儿童音乐治疗产生疗效的重要因素之一。

二、"本土化"儿童音乐治疗理念的确立

鉴于我国儿童音乐治疗目前还只处在初级发展阶段,以上浅析的中国儿童音乐治疗与国际先进儿童音乐治疗体系在三个方面的差异想在短时间内弥补是比较困难

的,因此,笔者认为,可根据儿童音乐治疗特点探索出一些目前我国儿童音乐治疗师可能胜任的、我国特殊需要儿童可能接受的可行性音乐治疗方法规律,这些方法规律应该算是目前国内需要建立的"本土化"儿童音乐治疗模式。

在选用音乐素材方面,"本土化"音乐治疗方法不能简单理解为在音乐治疗中只采用本地音乐素材,"本土化"音乐治疗方法的建立需要在大量借鉴国际先进儿童音乐治疗即兴创作方法的基础上,探索到中国特殊需要儿童能接受的音乐风格,凡是能吸引中国特殊需要儿童参加音乐治疗的古今中外音乐素材都应属于成功的"本土化"音乐治疗素材,都属于可以采用的范畴。

在选用音乐治疗方法方面,笔者在儿童音乐治疗实践实验中体会到要根据具体情况适当交替使用多国、多种音乐治疗方法,治疗效果才可能比较理想。对每种先进儿童音乐治疗方法,中国音乐治疗师不可以简单照搬其操作流程,而要了解、掌握每种方法的训练目标,否则将无法根据儿童音乐治疗师的能力以及特殊需要儿童的接受程度再创造出现场适合的音乐治疗方法,治疗师即兴创造儿童音乐治疗方法的自如操作程度直接影响儿童音乐治疗疗效。

三、"本土化"儿童音乐治疗发展的必要条件

"本土化"音乐治疗方法的质量还取决于音乐治疗环境、音乐治疗师综合素质等多种因素,但就中国目前儿童音乐治疗现状分析,随着陆续有高等音乐、医学院校音乐治疗专业学生毕业,音乐治疗师的匮乏问题在逐步得到缓解,但长期深入儿童音乐治疗机构做实践实验的音乐治疗师的匮乏问题已延续多年,至今改善不大。因此笔者盼望更多的音乐治疗人士加入到儿童音乐治疗实践实验研究中来,因为再好的国外先进儿童音乐治疗方法或"本土化"音乐治疗方法也需要经过长期的音乐治疗实践检验才可能具备炉火纯青的生命力。

下面就笔者在儿童音乐治疗实践实验中的"本土化"音乐治疗方法应用体会展开讨论。

第二节 儿童音乐治疗中歌曲的应用方法

一、儿童音乐治疗应用歌曲特点

1. 歌唱的特质

儿童音乐治疗过程中采用的各项交叉音乐体验包括演唱、演奏、律动、音乐欣赏

等音乐训练活动,其中演唱歌曲是一种最基本的、以人的嗓音作为乐器表达情感的音乐形式。

　　在歌唱中,通过发声、呼吸、共鸣等歌唱肌体运动使人体生理系统得到控制训练。歌唱还可以训练人的心理机能,它包括对心理的感受、体验、适应、表现等方面的控制训练;歌唱还包括与表演相结合的训练,它使歌词中的人声表述与形体语言的协调性有机的结合在一起。

2. 歌唱的功能

　　由于歌曲演唱形式产生于感情色彩浓厚的人声并可以添加语言指令作为辅助,使歌唱与其他艺术形式相比更容易被人接受和打动人心。通过歌词与旋律的搭配或无词歌形式对特殊需要儿童情绪的影响力,可以促进儿童的沟通、交往、合作等能力的提高。与乐器演奏相比,唱歌时所使用的乐器就是演唱者自己的身体,由于在初级水平的演唱中,把握自己的声音要比学一种乐器容易一些,所以如果音乐治疗师能够在治疗过程中适度启发儿童加入到歌曲演唱中来,就可能让治疗对象在歌唱中体验到在其他音乐训练中无法体会到的成功和喜悦。

3. 儿童音乐治疗歌曲的选择特点

　　要发挥歌曲在儿童音乐治疗中的作用,恰当选择适合各类特殊需要儿童应用的歌曲曲目十分重要,因为所选择的歌曲曲目如果针对性不强,在音乐治疗中就会影响治疗目标的出现。在音乐治疗中,没有特别的选曲风格限制,完全由音乐治疗师根据治疗对象的反应而定,由此可以看出儿童音乐治疗选用的儿童歌曲风格可以具备广泛性、多样性的特点。

　　现场即兴选择、改编或创作歌曲是儿童音乐治疗应用歌曲中的又一特点,要根据不同类型的特殊需要儿童当时的情绪状况及音乐治疗师自身的音乐驾驭能力来灵活选择、改编或创作歌曲的歌词、旋律、节奏、曲式、和声等音乐风格。选择音乐治疗的歌曲曲目并不在于要求儿童掌握多少歌曲的数量或多难的演唱技巧,而是通过选择特殊需要儿童能够接受的难易程度适中的歌曲,打开儿童的情绪、情感之门,让儿童通过接受歌曲来接受他人、接受自己以外的世界,进而达到训练儿童的交往、认知等音乐之外的多种生存能力的治疗目的。

　　音乐治疗所选歌曲中对歌词的要求首先是要让儿童容易接受,尽可能地让儿童容易掌握,包括笔者在内的许多音乐治疗师已经在儿童音乐治疗实践中获得证实了这一点:在训练特殊需要儿童逐渐减少表述困难的方法中,演唱歌词的训练是其中比较有效的训练方法之一。歌曲的首要作用是通过调节儿童情绪、与儿童建立良好关系、达到儿童交流水平提高的目的。在此基础上,还可以进一步训练儿童的语言和认知能力,从而达到补偿儿童心理、生理缺陷的作用。

儿童音乐治疗应用的歌曲特点概括为:一是要节奏简单、节奏感强,旋律流畅、音域不宽等;二是要适当采用简单重复的回旋曲式或变奏曲式;三是歌曲中的歌词要通俗易懂、便于记忆、简单上口并生活化。

二、儿童音乐治疗开始与结束时用的歌曲

1. 儿童音乐治疗开始用的歌曲

儿童音乐治疗在开始时采用《你好歌》形式的有效性,已经得到国内外儿童音乐治疗专家的广泛认同。《你好歌》已成为国内外特殊需要儿童与音乐治疗师初步建立关系的重要媒介。笔者通过在儿童音乐治疗实践实验研究中应用及创作多版本的《你好歌》后发现具有如下规律:

(1)歌词中除要包含"你好"外,还需要包含互叫名字的环节,可在第一段对具体儿童问好,在反复到第二段时换成对具体治疗师问好。无论治疗对象的语言表达能力是否有困难,当音乐治疗师叫他们的名字时,他们都会初步从对音乐治疗师的"戒备"心理中逐步转变到用"友善"态度参与到与治疗师共同演唱的互动活动中来。不仅在个别儿童音乐治疗中可以采用以上方法,在集体儿童音乐治疗开始时也适用唱《你好歌》,在歌曲中轮番叫每一位儿童的名字同样有良好的相互初步建立关系的治疗效果。

《你好歌》不宜再添加其他歌词内容,一方面是因为需减少歌曲难度给儿童带来演唱中的负担,另一方面歌词简练也可以更好地突出歌曲的问候主题,使儿童明确不同的歌曲演唱在儿童音乐治疗中的不同用途。

(2)《你好歌》的旋律适合流畅舒缓的音乐风格,音域不宜太宽,音程跳动不宜太大,节奏、速度不宜太快。"你好"一词在歌曲中可重复演唱,但全曲不宜太长。《你好歌》适合采用五声音阶调式,歌曲结束在中音区主音上。笔者见到的多版本的《你好歌》曲调特点都是以有助于治疗对象顺利开始音乐治疗为目的,强调简单上口,达到一种"以唱代说"的轻松问候气氛。

五声调式旋律在世界诸多区域中的儿童音乐中都有应用,因为一方面五声调式旋律减少了小二度音程(例如音阶中Ⅳ—Ⅴ、Ⅶ—Ⅰ级音)给儿童演唱带来的难度,另一方面节奏不太快的五声调式旋律也给儿童传递着一种柔和的感觉。用中音区的主音结束歌曲体现了平稳的歌曲风格,避免在音乐治疗开始时对儿童刺激过大,增加压力感。

儿童音乐治疗师在选用《你好歌》版本方面,可根据歌词和曲调特点到已发表的

《你好歌》曲目中选曲,也可将治疗师认为适合的曲调改换成《你好歌》的歌词,还可创作新曲。

(3) 儿童音乐治疗师的即兴创作音乐治疗用曲,可以首先从《你好歌》和《再见歌》开始。根据《你好歌》的特点创作出新的《你好歌》并非困难,因为《你好歌》属于比较短小的儿歌类型,常接触儿童歌曲的人士只要掌握些基础的作曲常识,就有胜任创作《你好歌》的可能性。至于音乐治疗师如何能对自己创作的作品产生信心,笔者建议最好的方法就是将自己的作品拿到儿童音乐治疗实践中检验,经过在治疗实践检验中的反复推敲、修改过程,将会使治疗师的创作歌曲越发贴近特殊需要儿童的心理需要。笔者在本书中没介绍任何版本的《你好歌》,就是想避免给读者造成《你好歌》有创作框框的印象,并希望有越来越多成熟的个性化即兴音乐治疗作品在国内儿童音乐治疗行业中产生。

2. 儿童音乐治疗结束用的歌曲

每当儿童音乐治疗结束时,治疗对象常常处于兴奋状态,因为被治疗儿童可能刚刚感到了音乐给他带来的"高峰体验"。一般采用的半小时儿童音乐治疗时间在结束治疗时,儿童普遍都表示不愿意离开音乐治疗室,此时,为防止治疗对象产生疲劳,又要让治疗对象保持良好的情绪离开,以保证下次音乐治疗的顺利开展,采用《再见歌》与被治疗儿童告别是目前儿童音乐治疗结束时通行的方法。

《再见歌》的相互告别过程,比直接相互说声"再见"显得更加温和、友善,减少了治疗师与儿童交流中有下命令的"强迫"感觉,可以使儿童对音乐治疗师指令的抵触情绪降低到最低水平。

(1)《再见歌》与《你好歌》都属于问候类歌曲,作品风格有许多相仿之处,歌词内容也是简单明确只包含"再见"和相互称呼的名字,曲调走向也趋平缓风格以及全曲偏短小等特点。

(2)《再见歌》与《你好歌》的不同之处是:前者调式可以选用七声音阶,节奏、速度可以稍显活泼,使儿童在音乐治疗中获得的快乐情绪保持到音乐治疗结束。尤其《再见歌》的结束音要与《你好歌》截然不同形成对照,《再见歌》结束音落在歌曲高音区主音上,可用完满终止的和声(如主和弦)为其配置伴奏,强烈的和声终止感可以使儿童感觉到音乐治疗的结束,加之歌词的提示,使音乐治疗师完全可以不用语言提示儿童音乐治疗已经结束,儿童就主动、愉快地在和谐的《再见歌》歌声中离开音乐治疗室,并且有可能使快乐的情绪一直延续到下次音乐治疗中。

(3) 选择《再见歌》的途径与《你好歌》相仿,包括选用成品、改编成品和音乐治疗师自己创作等几条途径。同《你好歌》一样,为了使治疗师运用自如和容易打动被治疗儿童,笔者也提倡音乐治疗师自己创作《再见歌》。

　　有些中外音乐治疗歌曲的创作水平确实较高,但具体到不同环境的各类特殊需要儿童身上,不一定都会接受,由于音乐治疗师采用的儿童音乐治疗歌曲特点,首先需要追求运用自如和打动被治疗儿童,因此,普通歌曲作法的创作水平标准不是儿童音乐治疗用曲的唯一选用标准。同时,音乐治疗师的歌曲即兴创作水平也会在音乐治疗的不断实践中得到不断提高。

　　音乐治疗师可以先从改歌词入手,将一些优秀的中外音乐治疗歌曲改编成被治疗儿童能接受的、治疗师能胜任操作的即兴创作音乐作品,之后再逐步全部由自己创作作品的词、曲,以至于发展到可以现场即兴创作歌曲,像《你好歌》、《再见歌》等许多儿童音乐治疗用歌曲都没有太多的创作难度。长期的、由浅入深的积累创作经验过程,不仅使治疗师可以给被治疗儿童带来更多更具针对性的音乐治疗用曲,而且创作的过程对于音乐治疗师更深层次地理解、感悟儿童音乐治疗音乐的特质,也将会有极大的促进!

三、儿童音乐治疗过程中间用的歌曲

1. 说唱类儿童歌曲

　　(1)国内《你好歌》、《再见歌》的问候类歌曲应用水平与国外先进儿童音乐治疗方法体系差别不大,它们都属于比较典型的说唱类歌曲。这类儿童音乐治疗歌曲主要突出的是歌词的作用,曲调简洁并不要变化太大,处在陪衬歌词的地位,突出词意的表述,旋律线条的优美程度不是评价说唱歌曲的标准。例如《你好歌》、《再见歌》在治疗中的作用是带曲调的互致问候或告别。从《你好歌》、《再见歌》这两首问候类说唱歌曲中不难发现,说唱歌曲的特征是"唱"为"说"服务。

　　(2)说唱歌曲在儿童音乐治疗过程中不仅体现在一头、一尾的问候类歌曲中,在儿童音乐治疗的许多环节中都可以发挥它的作用,例如说唱歌曲可以用在音乐治疗师向治疗对象下达指令、传授生活知识等治疗环节中,它丰富了音乐治疗师与被治疗儿童的语言交流方式,部分弥补了单纯用语言与被治疗儿童交流时可能出现的障碍缺陷。

　　说唱歌曲的最大优势体现在:同样一个问题的表述中,特殊需要儿童在接受治疗师用说唱形式表达和单纯用语言形式表达两者之间,更愿意接受带曲调的说唱表达方式。许多比较枯燥的认知内容配上曲调之后便增加了内容的生动性、愉悦性。许多音乐治疗师在治疗中临时向儿童发出的指令采用说唱的形式,便增加了特殊需要儿童接受治疗师指令的更多可能性。

（3）说唱歌曲的简易特点十分适合即兴创作时采用。美国音乐治疗大师罗宾斯在首都师范大学音乐学院和北京联合大学特殊教育学院举办的两次音乐治疗讲座中，学员们见到了许多说唱歌曲曲目资料，这些曲目资料都是经过音乐治疗现场运用而后记谱的优秀儿童音乐治疗即兴创作作品，这些作品包括了生活中的广泛内容。

与国际先进的儿童音乐治疗说唱歌曲相比，国内儿童音乐治疗师即兴创作的说唱歌曲范围还需增加广泛性，创作说唱歌曲的能力还需进一步提高，但在利用他人曲调加进治疗师自己所需要的歌词这种即兴创作说唱歌曲形式，国内的儿童音乐治疗师已经普遍可以自如地运用，例如儿童喜爱的《新年好》，就已经有许多儿童音乐治疗师利用它的流畅曲调将歌词改成在春节等许多其他节日时演唱。

随着我国儿童音乐治疗的深入发展，说唱歌曲在儿童音乐治疗方法中的研究与实践已经受到了越来越多的儿童音乐治疗师重视。

2. 活泼类儿童歌曲

（1）活泼的歌曲风格是比较能反映儿童天性的一类歌曲，应该受到儿童的普遍欢迎，但特殊需要儿童由于自身的各种障碍问题在演唱活泼的歌曲时，由于节奏较快出现了各种不同问题的演唱困难，因此，在儿童音乐治疗中如果不考虑特殊需要儿童的接受能力，而一味地向他们"灌输"活泼歌曲，久而久之不仅特殊需要儿童接受不了活泼歌曲，而且还会因此减少儿童的注意力集中时间，使他们对整个音乐治疗过程变得麻木不仁，直接影响了儿童音乐治疗的疗效。

因此儿童音乐治疗师要在使用活泼类歌曲时有一个清醒的认识，即：虽然活泼类歌曲很受儿童欢迎，但对特殊需要儿童在音乐治疗中应用的活泼歌曲要慎重选择。

（2）笔者在儿童音乐治疗实践实验中得到证实，活泼类歌曲可以运用在治疗师与治疗对象一问一答的认知内容歌曲中。这类歌曲中，治疗师可以担任"问"的角色，这样就完成了近一半的歌曲内容，再由儿童作答句的时候，治疗师可以临时调整歌曲的速度等待儿童回答，这样就可以使儿童在演唱活泼类歌曲中有缓冲余地，避免特殊需要儿童连续演唱快节奏歌曲所带来的困难，使儿童不感到有太多压力，当儿童完成了答句后治疗师最好再给些鼓励的表示。

还有一种问答式歌曲是由治疗师问儿童，儿童用动作回应，这类歌曲即便是活泼、欢快的节奏，儿童一般也基本能跟得上节奏。许多歌曲原本并不是问答式歌曲，但治疗师也可以将歌曲调整成问答的方式与治疗对象交流，减少儿童在学唱歌曲时可能产生的困难。

（3）活泼类歌曲的创作技术相比说唱类歌曲创作技术要难一些，因为要体现出活泼歌曲风格单靠活泼的歌词内容还不够,旋律线条中还需显示出活泼、生动的特点,旋律中音符的变换频率密一些,节奏的变化要多一些,例如:附点、切分等多种节奏型的加入都属于活泼歌曲的表现风格。活泼类歌曲的长度相对于说唱歌曲也要长一些,因为活泼类歌曲风格的确立是需要靠一定的音乐长度体现出来的,旋律发展要有一个明显的"起—承—转—合"过程。

儿童音乐治疗中应用的活泼类歌曲难度不宜过大,例如波兰儿童歌曲《洋娃娃和小熊跳舞》从歌词到旋律都非常活泼,深受广大普通儿童的欢迎。但在儿童音乐治疗中使用这首歌就显得音符、歌词都变化太快(歌曲中大部分为一音一字),特殊需要儿童的反应常常跟不上,无法胜任这首儿童歌曲的演唱。《洋娃娃和小熊跳舞》这类旋律生动的活泼风格儿童歌曲,虽然不适合特殊需要儿童演唱,但适合在儿童音乐治疗中作为律动等训练活动的背景音乐中使用。

中外儿童歌曲中活泼类歌曲的比例很大,寻找旋律动听的这类歌曲并不算太难,但在儿童音乐治疗中应用的活泼类歌曲的歌词要生活化,可以是浅显的、直接的认知类歌词内容。

特殊需要儿童较难理解一些活泼类儿童歌曲中带有比喻性的、拟人性的歌词,例如"花儿对我笑"、"小鸟对我说"等等。带有这类歌词的曲目不太适合在儿童音乐治疗中采用,因此在儿童音乐治疗中使用的活泼类儿童歌曲是需要仔细挑选其歌词内容的,最好是写实的歌词。例如歌曲《假如你喜欢就拍拍手》就是一首非常适合在儿童音乐治疗中应用的活泼类儿童歌曲,这首歌曲歌词浅显、曲调生动,歌词内容是传授给儿童如何用"拍拍手"、"跺跺脚"等身体动作表示"喜欢"等的多种交往常识,曲调中的附点节奏特点显示出这首歌曲活泼的动感,治疗师通过歌词内容提问题,治疗对象用动作回答。如果儿童有能力,也可以边唱边表演完成全曲。这类歌曲给音乐治疗师很多针对不同儿童的接受能力而临时增加和减少歌词内容的余地。

(4)活泼类儿童歌曲的即兴创作有一定难度,如果想创作也最好在治疗前完成,这类歌曲从旋律到歌词的组合都不可能简单拼凑,尤其对旋律的创作要求比较高,否则没有活泼的音乐效果。

儿童音乐治疗师也可以将已有的活泼类儿童歌曲重新填词,但用活泼的儿童歌曲曲调重新填词的歌曲,实际效果功能已经转变成说唱类歌曲了,因为临时改词与原配歌词相比"上口"的程度总要差些,改词后归为说唱类歌曲不影响其在儿童音乐治疗中的应用价值,但它的歌曲功能就变成"曲"为"词"服务了。

3. 抒情类儿童歌曲

(1)与成年人相比,儿童的感情尚处于比较简单的阶段,因此抒情类儿童歌曲的表现手法也相对简单,儿童抒情歌曲的基本特征为节奏不快,旋律舒缓、优美等。在儿童音乐治疗中使用的抒情类儿童歌曲有一定局限性,因为有许多特殊需要儿童的感情表达存在一定障碍,抒情歌曲如果使用不当会使儿童感到歌曲"平平淡淡",无法在音乐治疗中对特殊需要儿童产生影响力。但儿童音乐治疗师如对抒情类儿童歌曲使用得当,它在儿童音乐治疗中也具有自己独特的魅力。

一些特殊需要儿童虽然对外界交往缺少积极态度,但可以首先通过运用以亲情为主题的儿童抒情歌曲促进特殊需要儿童敞开心扉的可能性,例如抒情儿童歌曲《世上只有妈妈好》几乎使所有特殊需要儿童都感兴趣,甚至一些语言表达很吃力的特殊需要儿童,居然不用大人教,靠听就会唱这首并不是很简单的抒情歌曲。这首歌曲激发出了特殊需要儿童敢于表达对家人感情的一面,许多特殊需要儿童感情表达的欲望在这里得到了发展,因此可以说明:适合的抒情类儿童歌曲可以帮助特殊需要儿童对外界的感情表达范围进一步扩大,促进削减其因"自我封闭"等问题造成的与他人交往的障碍。

(2)除表达亲情的抒情类儿童歌曲外,还可以在儿童音乐治疗中使用歌词为认知内容的抒情歌曲。学习生活小常识对一些特殊需要儿童原本是一件比较困难的事情,治疗师可以选一些带有生活小常识作为歌词的抒情类儿童歌曲,慢慢培养被治疗儿童专注接受新知识的习惯。特殊需要儿童在认知时注意力集中能力的培养,有赖于抒情类歌曲优美曲调的魅力对他们有意识或无意识的吸引,因此,创造了特殊需要儿童在抒情类儿童歌曲的舒缓曲调中接受学习歌词中认知内容的可能性。

(3)笔者通过儿童音乐治疗实践实验体会到,绝大多数抒情类儿童歌曲词曲的现场即兴创作都有一定难度,治疗师用他人曲调换成自己创作的歌词效果不容易和谐。儿童音乐治疗师如果觉得有必要创作具有针对性的抒情类儿童歌曲并在治疗中应用时,笔者建议最好在治疗前先经仔细斟酌完成创作,这样才有可能在音乐治疗中发挥抒情儿童歌曲应有的作用。

根据特殊需要儿童在音乐治疗中应用的抒情类儿童歌曲内容特点(亲情、认知等歌词内容),可以到相关成品中去寻找,这类优秀中外抒情类儿童歌曲数量很大,治疗师完全有可能从儿童音乐治疗角度寻找到可应用的抒情类儿童歌曲成品。

在儿童音乐治疗中儿童比较喜爱的歌词内容大致有亲情、小动物、方向、身体部位、节日以及其他生活小常识等。

4. 无词歌

前面已经在介绍国外先进儿童音乐治疗方法中简述过无词歌形式,这种形式虽然在国内儿童音乐治疗中还不太普及,并有一定创作难度,但笔者认为十分值得提倡、推广。如果善于掌握无词歌的应用规律,在多种类型特殊需要儿童中就具有十分广泛的应用价值。特别是对那些由于年龄太小还不会说话的幼儿,治疗师最适合用无词歌与其做打动心灵的交流;对有语言障碍的特殊需要儿童也同样有与音乐治疗师心灵沟通的潜意识开发作用。

无词歌的作用是以上介绍的三类(说唱、活泼、抒情)儿童歌曲无法替代的,甚至可能在治疗中以上三类(说唱、活泼、抒情)儿童歌曲都无法奏效的情况下奏效。由于无词歌在歌曲中很少出现歌词,有点近似带人声的器乐曲的感觉,没有特定语言指令局限,给治疗对象营造了广阔的音乐体验空间,大大减少了治疗对象对治疗师有强迫性发指令的错觉。无词歌虽然有些类似器乐曲的功能,但由于是用充满感情的人声表现,则显示出一种单纯器乐曲所不具备的温暖和亲切感。

无词歌的组成是由治疗师边弹奏边哼唱旋律构成的,哼唱的母音可以是“啊、呜”或“哼呣”等,选取的旋律风格大部分为舒缓类型。治疗师需要根据对治疗对象的现场表现的准确判断,选择对应的无词歌旋律。国内儿童音乐治疗师如果不能像国外一些音乐治疗师现场自如地即兴创作具有针对性的乐曲,也可以利用成品“移植”到无词歌演唱形式中。

笔者在儿童音乐治疗实践实验中体会到,有些无词歌治疗师可以自己创作,有些无词歌则可以引用他人作品,这样交叉混合应用,比较容易找到自如运用治疗音乐的感觉,引用的他人歌曲由于只用一个母音哼唱,完全不会受到原歌词的限制,只要歌曲曲调风格与治疗对象的现场情绪相吻合就有达到治疗目的的可能性。基于这样的选曲规律,治疗师可以不仅在儿童歌曲中选择,还可以在动听的成年人歌曲中选择,还可以选择一些适合的乐曲加入人声改编成无词歌应用。

治疗师如果在无词歌的应用中逐步达到自如程度,就会渐渐与治疗对象产生一种“意会胜于言传”的默契感,治疗师和治疗对象双方都会在音乐中感受到“高峰体验”。

国内可能有些儿童音乐治疗师对在音乐治疗中自如运用无词歌有畏难情绪,其实这种能力是完全可以自我培养出来的。首先治疗师要培养自己对治疗对象现场表现的敏锐判断力;之后是培养自己从搜集、改编他人曲调到即兴创作儿童音乐治疗无词歌曲的能力;其三是治疗师现场准确运用无词歌的能力需要在大量儿童音乐治疗实践积累中培养。

以上列举的儿童音乐治疗应用歌曲形式基本在国内已经采用过的,或者尚无采用但有条件采用。

四、其他歌曲应用形式

1. 儿童音乐剧

儿童音乐剧形式在集体音乐治疗中很有作用。儿童音乐剧形式特点是在许多儿童歌曲中贯穿着故事情节,这种形式可紧密结合当地风土人情编故事,也可采用国内外优秀童话故事作为创作题材。没有大量儿童音乐治疗歌曲的应用经验做基础,儿童音乐治疗师很难完成集歌曲、乐曲、戏剧等形式于一身的儿童音乐剧创作。

2. 即兴演唱

国际一些优秀音乐治疗师在儿童音乐治疗中的即兴演唱范围非常广泛,无论治疗对象有"喜"、"怒"、"哀"、"乐"中的任何一种情绪表现,治疗师都能运用多种歌曲形式交叉应对,并取得儿童音乐治疗预期的疗效。

笔者认为,我国的儿童音乐治疗歌曲运用技术发展可遵循"水到渠成"的自然定式,当简单的儿童音乐治疗歌曲运用到一定程度必然会产生"质"的飞跃。纵观国外的先进儿童音乐治疗方法的创建初期,也是克服了重重困难才走到今天的,因此,如想儿童音乐治疗中运用歌曲到自如程度,只能从点点滴滴不懈努力中积累。

第三节　儿童音乐治疗中乐器的应用方法

一、儿童音乐治疗乐器应用特点

在儿童音乐治疗中,治疗师引导治疗对象操作简易的乐器演奏,特别是敲打乐器演奏,几乎是培养特殊需要儿童主动与外界发生关系的最有效方法之一,它是儿童音乐治疗"治疗关系链条"中的重要环节。

儿童喜欢音乐的天性在乐器演奏中显示得尤为充分。笔者通过在儿童音乐治疗实践实验中的观察发现,儿童在操作乐器时的神态近似于玩玩具时轻松、快乐、好奇状态,几乎所有类型的从轻度到重度智损程度的特殊需要儿童在音乐治疗中都可以接受适合的儿童乐器演奏训练,但演唱儿童歌曲则并不是所有特殊需要儿童在音乐治疗中都能接受的治疗形式,例如有部分心理障碍或语言障碍比较严重的特殊需要儿童就不喜欢或无法演唱歌曲。

特殊需要儿童对小型乐器的主动接受程度具体表现在常常不用治疗师带领,儿童自己就可能主动去选择一件乐器演奏起来。而唱歌则必须由治疗师充满感染力的演唱带动,儿童才可能跟随演唱。有时还会出现无论治疗师演唱得多么动听,特殊需要儿童由于心理、生理的某种障碍问题或个人爱好而无动于衷或拒绝跟随演唱。

尽管儿童普遍比较喜爱乐器演奏,但乐器种类繁多,如果治疗师对乐器的性能不熟悉,不能根据具体儿童操作乐器能力的不同特点发放乐器,也很容易在儿童音乐治疗中发生治疗对象对乐器产生厌倦的局面。为争取儿童乐器在音乐治疗中充分发挥作用,笔者认为有必要在此对儿童音乐治疗所使用的乐器性能、应用方法等加以分析讨论。

二、奥尔夫乐器在儿童音乐治疗中的应用

在儿童音乐治疗乐器运用中,奥尔夫音乐教育体系所使用的相关乐器可以给儿童音乐治疗师很多帮助,它有一整套的乐器目录和教材在世界各地儿童音乐教育、治疗中广泛应用。奥尔夫音乐教育体系中汇总了儿童喜爱的、易操作的一大批儿童乐器,特别是在乐器的应用上受到特殊需要儿童欢迎。

儿童音乐治疗师一方面可以直接采用奥尔夫乐器应用于儿童音乐治疗,另一方面还可以更加广泛地利用奥尔夫乐器以外的更多简易儿童乐器用于儿童音乐治疗。奥尔夫乐器的优势在于其种类丰富、操作简便等特点而适合于儿童音乐治疗,治疗师可以根据奥尔夫乐器在儿童音乐治疗中的应用规律,大胆尝试使用在儿童音乐治疗中有效果的其他乐器,如果治疗中仅仅照搬训练形式,容易出现死板的局面。因此在儿童音乐治疗中更强调的是"即兴创作",尤其在使用奥尔夫教材时几乎不可能照搬,因为奥尔夫乐器演奏教材大部分内容对于特殊需要儿童接受起来普遍比较困难,如果出现枯燥的强化演奏训练,就可能影响特殊需要儿童对乐器演奏的主动性,导致儿童音乐治疗补偿特殊需要儿童障碍问题的作用无法体现。

儿童音乐治疗中的乐器应用需更多强调现场的"即兴"表演,奥尔夫器乐演奏教材对于儿童音乐治疗师更多的价值在于它的参考作用或根据儿童的接受能力将其教材改编后采用。

每次儿童音乐治疗中使用的奥尔夫乐器种类比起奥尔夫音乐教育训练中使用的乐器种类要少许多,使用乐器的目的也各有不同。在儿童音乐治疗中可以运用奥尔夫音乐教育体系中使用乐器的方法,但奥尔夫乐器的使用方法不是儿童音乐治疗中唯一的乐器使用方法。

采用何种乐器和其训练方法的关键取决于儿童音乐治疗师对治疗对象现场表现的细致观察和准确判断。每位特殊需要儿童对有兴趣的乐器种类有很大的不同:有的儿童在乐器的音响效果上有自己的独特选择;有的儿童则对某种乐器的形状、颜色感兴趣;还有的儿童每次参加音乐治疗的心情不一样,选择的乐器种类也完全不同;

等等。在对儿童音乐治疗的反复实践实验中笔者体会到,儿童音乐治疗中不同类型的特殊需要儿童使用的儿童乐器是不太固定的,治疗对象在音乐治疗中恰当使用乐器的关键因素是治疗师要充分发挥自己对儿童的观察和判断能力。

三、敲打乐器在儿童音乐治疗中的应用

包括奥尔夫乐器中的小敲打乐器在内的许多敲打乐器都体现出了操作简便、节奏鲜明、种类繁多等特点,是特殊需要儿童最喜欢的参与形式之一。敲打乐器大致可分为不带音高和带音高两大类别。

(一)不带音高的敲打乐器

不带音高的敲打乐器在儿童节奏训练方面发挥着巨大的作用。研究身体节律的时间生物学家认为,节奏是生活的一种重要组成部分,身体的节律缺失是疾病的症候。例如,复杂的节律失调可能是孤独症、躁狂忧郁症、杂语症的表现;还可以是失语症或其他学习障碍的病症。通过音乐治疗中的节奏训练等内容可以体现"音乐治疗的三个原则:① 建立或重建人际关系;② 通过自我实现建立自尊;③ 利用独特的节奏魅力,激发和引发秩序。"

1. 儿童爵士鼓

儿童爵士鼓(也称儿童架子鼓)是儿童音乐治疗采用的敲打乐器中体积及音响震撼力最大的一种,在相当一部分特殊需要儿童中间受到欢迎,特别受到男孩的青睐。很多儿童把爵士鼓当做表达喜悦或愤怒情感的工具,敲打过程常常从"无序"逐步走向"有序"。

爵士鼓的训练过程比较容易显现出音乐治疗疗效,一般可分为三个训练层次进行。在爵士鼓的几只鼓和镲的组合敲打中,儿童一般是从前面最容易敲到的两只鼓开始的。

(1)训练的第一阶段,有些儿童敲的鼓点杂乱无章,且无视治疗师的引导,完全以自我为中心。此时治疗师可以仔细倾听儿童敲打的鼓点节奏,抓住儿童敲的鼓点节奏规律,用钢琴或吉他等乐器即兴配出伴奏和弦和伴奏旋律,同时治疗师的伴奏紧跟儿童敲鼓的强弱起伏,逐渐使儿童体验到自己的鼓点与治疗师演奏的乐器合作产生的和谐美,随着儿童的心理变化,其敲打的鼓点节奏也逐渐趋向平稳,开始注意到治疗师对他的音乐引导。

第一阶段的训练时间长短视每个儿童的具体情况而不同,有些特殊需要儿童的表现可能要在训练的第一阶段停留很长时间,而且可能因对强震动音响的接受能力

有限,每次接受训练的持续时间不会太长。另有些儿童则不用接受第一阶段打鼓训练,可以直接接受第二阶段的打鼓训练。

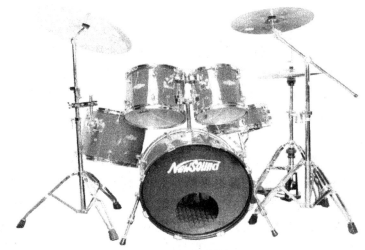

爵士鼓(架子鼓)

(2)在打鼓的第二阶段训练中,儿童表现出与外界交往的愿望,治疗师要抓住时机引导儿童在乐曲结束时再打一下镲,此时的音响效果使儿童的成功感逐步增加,一种不可名状的自信和快乐油然而生,这种在音乐结束时用打镲作为结束的训练,被一些儿童音乐治疗师认为对提高特殊需要儿童注意力集中的程度十分奏效。

从打鼓训练的第一阶段到第二阶段,儿童经历了从"独奏"到"伴奏"的接受外界的转变过程,儿童的鼓点开始可以跟随治疗师播放或演奏的乐曲而为之伴奏了。

在儿童音乐治疗中,经过一段训练时间,大部分特殊需要儿童基本能达到第二阶段训练水平,此时可以看到儿童在交往、注意力集中等能力上的改善。

(3)儿童爵士鼓训练的第三个阶段可以通过进一步加大敲打技术难度增加儿童爵士鼓在儿童音乐治疗中的作用。此时在儿童已经可以敲鼓、打镲的基础上,可以再引导儿童增加掌握用脚踏鼓的技术。手脚并用可以促进儿童全身的协调运动,这其中的训练内容包括:耳朵听着音乐和自己打的节奏是否合拍;眼睛看着敲鼓的位置是否准确;手、脚配合打鼓的鼓点时是否能协调控制身体;最后全曲结束时能否想着用打镲表示结束。整个第三阶段训练过程除提高了交往能力、注意力集中程度,还提高了儿童的身体协调性、对外界的反应速度等方面。

特殊需要儿童能完成第三阶段打鼓训练的人数可能不会太多,笔者在音乐治疗实践中发现:特殊需要儿童在手、脚协调并用方面有一定难度,此时,治疗师不可以勉强儿童完成训练难度,以保持住儿童对爵士鼓训练的兴趣,如果短时间内一些儿童完成不了第三阶段打鼓训练,暂时对特殊需要儿童放弃第三阶段打鼓训练也是权宜之计。

儿童爵士鼓虽然在儿童音乐治疗中有较明显的作用,但并不是每个儿童都可以接受这种强刺激的训练,例如胆子偏小的儿童,特别是大部分女孩不太喜欢爵士鼓这种乐器,这些不喜欢强刺激的儿童会在非常短的时间内就扔掉鼓棒,表现出一种坚决放弃的态度。治疗师对这类儿童的鼓点节奏训练切不可勉为其难,可改换其他音响刺激偏小的小敲打乐器来训练。

2. 小敲打乐器

小敲打乐器种类繁多,奥尔夫乐器中已经包含了很大一部分儿童喜爱的小敲打乐器,但还不是儿童音乐治疗用小敲打乐器的全部,因不同的地区还会有各种不同特色的小敲打乐器,究竟儿童喜欢哪些小敲打乐器,可以将小敲打乐器全部摆在儿童面前由儿童自己选择,儿童们常常喜欢把小敲打乐器当做带音响的小玩具接受下来,但特殊需要儿童能在多次音乐治疗中重复喜欢的小敲打乐器种类并不是很多。下面介绍一些小敲打乐器在儿童音乐治疗中的应用特点:

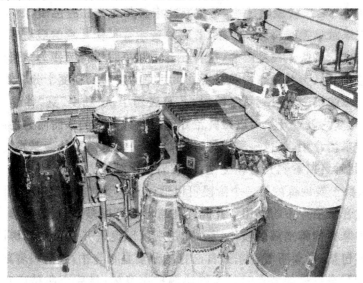

部分敲打乐器等(诺道夫-罗宾斯音乐治疗中心提供)

(1)铃鼓。铃鼓是儿童音乐治疗中使用率较高的一种小敲打乐器,它灵活、轻便、操作技术比较简单,可以举起来敲也可以平放着敲,虽然特殊需要儿童常常不能按演奏的标准方法摇动铃鼓,但铃鼓的轻巧性并伴有铃声、鼓声混合的音响效果使儿童比较有兴趣尝试演奏。

儿童音乐治疗中治疗师可以和治疗对象各持一只铃鼓,采用边唱边敲,为歌曲、乐曲伴奏,边表演边敲等诸多铃鼓使用方式。

（2）鱼蛙。通过刮奏发出声音的鱼蛙也受一大部分特殊需要儿童的欢迎,虽然声音威力不大,但刮奏产生的声音很特别且用小木条刮起来不太费力,另外,乐器表面颜色鲜艳、形状可爱等特点可能也是鱼蛙受到儿童喜爱的原因。但木制的鱼蛙体积比铃鼓要沉重一些,一般儿童都将其放在腿上同治疗师一道为歌、乐曲伴奏。鱼蛙不太适合在边唱边奏或边跳边奏中使用。

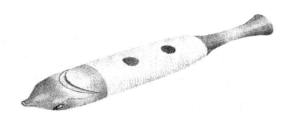

鱼蛙

（3）小响板。轻巧的小响板形状很像儿童常吃的饼干,因此儿童对此形状有熟悉的感觉,常喜欢拿起来试着打一打。小响板有边打边唱边跳,为歌曲、乐曲伴奏等演奏形式。小响板的精细操作过程对于活动儿童手指尖的神经末梢具有一定帮助作用,但正因为操作小响板动作精细的特点,要打准节奏对于特殊需要儿童是有一定难度的,再加上小响板的音响效果震撼力较小,造成了治疗对象不可能每次操作小响板太长时间。

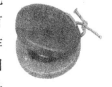

响板

（4）小沙锤。小沙锤的颜色、形状及轻巧的体积都很受儿童欢迎,操作也比较简单,尤其适合在边唱边跳中使用,但治疗对象操作小沙锤的时间保持不了太长,主要原因可能是偏暗淡的音响效果缺乏对儿童的长期吸引力。

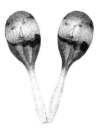

沙锤

（5）小三角铁。小三角铁的清脆音色十分吸引儿童,适合为歌曲、乐曲打节奏,但小三角铁敲打中不太容易固定住,儿童很难长时间将小三角铁拿稳、敲准,因此小三角铁也不可能在儿童音乐治疗中一次使用太长时间。

（6）串铃。串铃音色清脆、动听,形状类似儿童喜爱的糖葫芦,但由于具有一定重量,儿童没力气操作串铃太长时间。

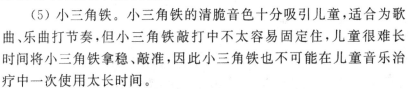

　　还有一些小敲打乐器,如铃圈、打棒、小木鱼等,基本都有类似音色、操作方面的优、缺点,许多小敲打乐器易操作但音色差,或者音色好但操作难。治疗师只要能掌握各种小敲打乐器的性能特点,它们都有可能在儿童音乐治疗中发挥作用,但不可能所有小敲打乐器都在儿童音乐治疗中扮演主要角色。

　　以上分析的部分小敲打乐器基本属于治疗师与儿童互动型的。笔者在国外还看到一些主要由治疗师演奏的敲打乐器,其功能具有它的独特性,但在国内尚无普及采用,故不在此加以分析了。

(二)带音高的敲打乐器

　　带音高的敲打乐器不仅可以产生带有音高的节奏效果,还可以演奏主旋律。近年来,带音高的敲打乐器发展较快,虽然有些乐器并不是新开发的,但其操作过程在不断改进中越发贴近儿童的演奏需要,例如为了使儿童在演奏木琴中少打错音,演奏中可以随时拆掉不用的音条。铃木类儿童乐器系列中也有一些新品种适合儿童音乐治疗中使用。但有一种带音高的塑料响筒,普通儿童十分喜爱,特殊儿童却因其打来打去的操作特点很是害怕,因此无法应用到儿童音乐治疗中。下面分析几种已经在儿童音乐治疗中成功使用的带音高敲打乐器特点。

1. 儿童木琴系列

　　儿童木琴发展到今天已经成为较丰富的系列敲打类产品,一方面在形状上从大到小已有若干规格产品,另一方面同是木琴外形、木琴打法,已有多种材质制造的产品(包括木琴、钟琴、钢板琴等),由此产生出从清脆到浑厚的丰富音响效果,并且为了儿童操作方便,所有木琴系列产品都可根据演奏需要灵活拆卸临时不用的音条。

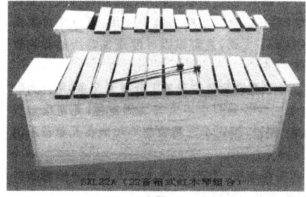

木琴

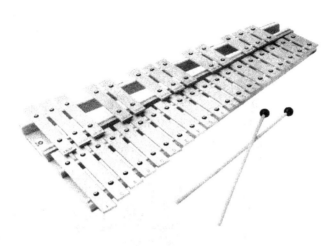

钟琴

儿童在音乐治疗中对木琴的演奏兴趣依赖治疗师的引导成分比较大,由于操作有些难度,凭着儿童自己的兴趣很难玩木琴太长时间,因为音槌多次准确打到指定的音条上对于特殊需要儿童并不是件容易的事。当儿童连续打错音之后,就会失去对木琴的兴趣,为防止出现此类情况,治疗师在引导治疗对象演奏木琴时要注意:

(1)演奏木琴时间因人而异,可长可短,不可强求;

(2)为尽量避免敲错音,治疗师可让儿童演奏速度不太快的小乐曲;

(3)在儿童音乐治疗中基本上不用木琴打旋律,只作为伴奏乐器使用,多次反复打两个伴奏音,儿童成功演奏的可能性比较大。

(4)治疗师可引导儿童在乐曲中间、结尾等处使用刮奏手法,刮奏操作简单,音域起伏又大,儿童十分喜欢运用,有时不用治疗师引导,儿童就会主动在音乐伴奏中使用刮奏。

2. 铃木甩琴

国内了解铃木甩琴(也曾称为手中琴)开始于罗宾斯在儿童音乐治疗讲座中的大力推荐,之后得知国内即可买到,于是许多儿童音乐治疗机构纷纷购买,尽管价格偏高但很适合儿童音乐治疗中应用。

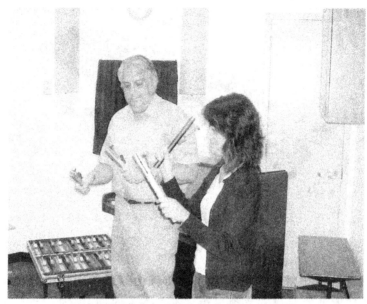

铃木甩琴(诺道夫-罗宾斯音乐治疗中心提供)

　　铃木甩琴具备儿童喜爱乐器的如下几个优点:首先,精良的金属制造工艺使其音色十分动听;其二,敲打的音槌与音条连在一起设计独到,避免了儿童敲不准的困难。

　　治疗师可以根据铃木甩琴"每只音条只有一个固定音高"的特点,根据所演奏的歌曲、乐曲所需要的音,与儿童一道,每人手持一只音条(一个音)或两只音条(两个音),配合演奏乐曲或为乐曲伴奏。

　　铃木甩琴虽然有音色好,操作简便等优点,但其金属材质对于部分儿童有些偏大、偏重,因此不适合边奏边唱。每次使用甩琴时间的长短也需因人而异。由于铃木甩琴音色比较柔和,在为音乐伴奏中可以给儿童带来美好的体验。

　　3. 音条

　　音条的功能与铃木甩琴有许多相近之处,来自奥尔夫乐器系列,也是一个音高对应一个音条。但音条是由两部分组成,即一只手持音条和一只手持音槌,每人只能分担一个音,配合演奏小乐曲或为乐曲伴奏。音条的优点是比铃木甩琴轻,儿童对乐器重量的承受力基本没有问题,但由于音条与音槌是分开的,两手操作起来会出现打不准的问题。因此虽然音条较轻,但由于操作难度决定了儿童一次使用音条时间不可能太长,不太适合边奏边唱。

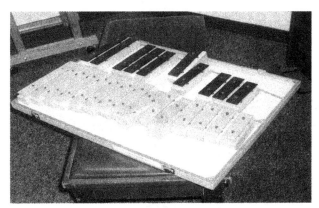

音条

(三) 其他敲打乐器

还有一些乐器似乎不应界定为带音高的敲打乐器,但在儿童音乐治疗中实际起到的作用接近敲打乐器功能,下面介绍的乐器就属于这一类型。

1. 钢琴、电子琴或电钢琴

钢琴、电子琴或电钢琴的训练过程绝不是件轻松的事情,音乐治疗中的特殊需要儿童基本都不愿接受键盘演奏训练,但对钢琴、电子琴或电钢琴发出的音响常常表现出兴趣。由于弹钢琴、电子琴或电钢琴不太费力,于是儿童试着用手拍打琴键,同时发出好多个音的音响,儿童会有开心的感觉,此时治疗师可以和治疗对象在琴键上做弹奏呼应,与儿童展开"音乐对话"。根据儿童的接受态度,治疗师可以从音区上、节奏上弹奏与儿童相同的部分,也可以做儿童在弹奏的音区或节奏上完全相反的对比演奏,这种没有旋律但有节奏的"音乐对话",出现的是敲打乐的演奏效果。

2. 风铃

风铃也是儿童比较喜欢的乐器之一。风铃的音色格外清脆,音柱有序地吊起来排列成音阶的音响效果,治疗师引导儿童用手刮奏,操作起来不费劲。风铃的特有声音魅力使儿童有时在音乐治疗中用风铃为音乐伴奏可以专心刮奏好长时间,这种在音乐中的风铃刮奏效果与儿童木琴的刮奏效果相仿,不同之处是风铃的音色比儿童木琴更清脆、动听。风铃用手刮奏的操作方法比儿童木琴用槌子刮奏更容易,这些优点是儿童喜爱它的原因。

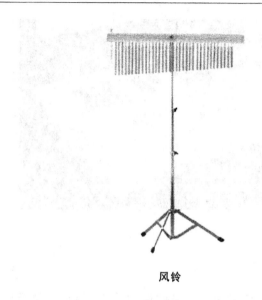

风铃

纵观以上对儿童音乐治疗中应用乐器的分析,不难发现:

(1)带音高的敲打乐器虽然也有与不带音高的敲打乐器同等的功能,但产生的音响效果要更和谐一些,例如为歌曲、乐曲伴奏时,带音高的敲打乐器就可以打出与音乐相对应的和弦音,有器乐合奏的音响效果,但没有不带音高的敲打乐器打出来的效果那么热烈。

(2)带音高的敲打乐器中有许多都具有一个人完成一个音的特点,除可以和不带音高的敲打乐一样使儿童与音乐建立关系外,还增加了儿童与治疗师、儿童与儿童等更多与人合作交往的机会。

(3)在操作方法上,大部分带音高的敲打乐器都比不带音高的敲打乐器难一些,敲打的部位需要更加准确,有些手持的带音高敲打乐器还存在偏重的问题。

随着不断开发出的音乐治疗用敲打乐器的新品种,治疗师不断熟悉并掌握各类儿童敲打乐器的不同特点及使用方法是十分必要的。只有这样,才可能使敲打乐器在儿童音乐治疗中充分地发挥出作用,因为敲打乐器在儿童音乐治疗中的作用实在是太重要了。

其他吹、拉、弹奏的儿童乐器大部分都因有各种技巧难度在儿童音乐治疗中不太适合给特殊需要儿童应用,例如在普通儿童音乐课上学生使用效果不错的小竖笛、口风琴等,比起打击乐器操作还是要复杂和费力些,需要一定的熟练过程,治疗对象很难有练习兴趣(超常儿童另当别论)。

为了丰富儿童音乐治疗的音响效果,特殊需要儿童较难掌握的其他儿童乐器可以由治疗师担任演奏,治疗师除用钢琴或吉他等乐器配合儿童演奏乐曲外,也可使用其他一些吹、拉、弹奏的儿童乐器,治疗师多种乐器的演奏可以使儿童认识更多的儿童乐器种类,丰富儿童对音乐色彩的感悟。

第四节　儿童音乐治疗中乐曲的应用方法

一、儿童音乐治疗乐曲应用特点

在儿童音乐治疗方法中,乐曲是使用范围最广泛的一种,它既可以独立使用,也可以与其他方法混合使用,可以说在儿童音乐治疗中处处离不开音乐听赏所发挥的作用。在特定的条件下,音乐听赏可能会刺激内啡肽释放的增加,由此引发脑边缘系统的情绪反应。音乐和内啡肽之间具体的关系到目前为止还不太清楚,显然,这一领域有着丰富的内容有待挖掘。

儿童音乐治疗中应用的乐曲可以由治疗师现场用钢琴或吉他等乐器即兴创作并演奏,也可以由治疗师选择合适的成品音乐在音响上播放。国外高水平的儿童音乐治疗师可以在整个音乐治疗过程中完全采用钢琴或吉他即兴创作乐曲并演奏,例如爵士乐曲等类型具有大量的即兴表现手法,这对于目前属于刚刚起步的国内儿童音乐治疗师来说,掌握尚有一定困难。

笔者认为在乐曲的应用方法上可以采取"两条腿走路"的办法:即兴创作和播放成品的方法混合使用,即兴创作可从简易手法开始。在儿童音乐治疗乐曲的应用方法上,无论是即兴创作还是播放成品,音乐治疗师都要具备一定水平的音乐素养,那种认为播放成品音乐比较容易的想法是具有一定偏颇性的,虽然播放音乐的操作过程不存在技巧和难度,但如不能将音乐"对号入座",因人而异,播放音乐将很难出现儿童音乐治疗效果,甚至引起治疗对象的反感,有可能弄巧成拙。

在儿童音乐治疗中,如下几种类型的特殊需要儿童几乎只能采用与乐曲交流的方式。

(1)情绪起伏不定的特殊儿童。情绪起伏不定的特殊儿童对治疗师发出的语言指令经常采取置若罔闻的态度,此情况几乎只能通过使用无语言的听赏音乐来转变儿童的情绪之后再进行其他治疗内容。

(2)语言功能尚无发育成熟的特殊需要的婴幼儿。语言功能尚无发育成熟的特殊需要的婴幼儿应采用听赏音乐的刺激方法,发展幼儿的内心冲动,培养幼儿与治疗师交流的愿望及语言表达能力。

（3）多类型语言表达障碍的儿童。多类型语言表达障碍的儿童通过音乐听赏的过程，减少语言交流的压力，增加轻松与快乐的心情后，再考虑对其进行其他语言康复训练。

从以上三类特殊需要儿童在音乐治疗对乐曲的需求中可以看出，治疗师需要仔细地分析各种古今中外乐曲特点，找出不同类型的特殊需要儿童喜爱的各种乐曲特点、规律，这样才可能在音乐治疗中自如地运用各种治疗需要的乐曲。

二、即兴创作儿童音乐治疗乐曲

音乐治疗师使用自己熟练的乐器（钢琴、吉他等），根据治疗对象的现场表现，即兴创作出具有针对性的乐曲的治疗形式是最有效的儿童音乐治疗方法之一。尽管即兴创作儿童音乐治疗乐曲有一定难度，但治疗师依照循序渐进的规律，由浅入深大胆尝试，经长期儿童音乐治疗实践检验，就有自如即兴创作儿童音乐治疗乐曲的可能性。下面提供一些比较简易的创作方法供读者参考使用。

（一）改编儿童乐曲原曲

改编儿童乐曲原有曲目相对于直接创作新乐曲要容易些，音乐治疗师可以先从此入手。许多儿童歌曲旋律用在乐器演奏中也可作为乐曲使用。改编的方法可参照最基本的乐曲发展要素进行。

1. 转调

（1）将原有曲目旋律进行转调处理是乐曲最简单的变化手法，虽然曲调完全没变，但转到近关系调（新调与原调可以是小三度、纯四度、纯五度或级进关系等）后，会给儿童耳目一新的感觉。

（2）全曲结束时配置的伴奏和弦可以做大、小调和弦交替转换，即：大调式乐曲最后结束音的伴奏主和弦从大三和弦变小三和弦，而小调式乐曲结束时用的伴奏和弦则做相反变化。这种结束处理使乐曲结束时色彩丰富。

2. 改变原曲节奏

在儿童音乐治疗中为改善儿童的情绪等可改变原曲的节奏。虽然旋律没变，但节奏变化足可以使乐曲出现"脱胎换骨"的风格变化，这种变化手法的演奏也不太难掌握。

（1）将两拍子的原曲变成三拍子乐曲，使乐曲节奏从普通的走步感觉变成了圆舞曲的舞步感觉，反之将三拍子乐曲变成两拍子乐曲演奏，使乐曲从抒情性变得具有坚定感。

（2）将原曲的平均节奏变成附点节奏，这种变化常用在乐曲的八分音符中，变化成附点音符后的乐曲比原曲更活泼、紧凑，有一种前进的动力感。

（3）将原曲中的部分平均节奏变成切分节奏，切分节奏不宜全曲都采用，适宜和平均节奏交叉对比使用。切分节奏有多种形态（例如小节内的、跨小节的等），需要经过治疗师的设计。这种从平均节奏的"四平八稳"中变成打乱强弱关系的切分节奏，给人一种新的冲击感。也可将原曲的切分节奏变成平均节奏或三拍子节奏，使一首令人激动的乐曲变成了柔和、舒缓的乐曲风格。

3. 改变原曲的曲式结构

变化原曲的曲式结构比较简单的手法有对原曲进行重复、回旋、变奏等，曲式结构的变化使原有乐曲的主题风格得以扩展得更加丰满，避免了原曲可能出现的单调乏味感。

（1）重复也可称为简单的回旋曲写法，旋律可以在乐曲最高潮、结尾等处采用重复乐句的手法体现强调音乐主题的作用，也可以为乐曲选择各种不同的段落反复手法。还可以采用变化重复，这其中包括节奏变化、旋律扩展变化、旋律缩小变化等。

（2）变奏是将原曲旋律加以进一步发展的过程，例如可以变成在原曲旋律线上添加过渡音的变奏曲，变奏后可以使原曲的音符从疏到密或从密到疏；也可以延续发展原曲的旋律，例如大调变小调或小调变大调的色彩变化等。

除以上笔者在儿童音乐治疗实验中应用过的方法外，改编乐曲的手法还有很多，许多儿童音乐治疗师可以继续采用自己熟悉的其他改编乐曲方法。

笔者以上简述的部分方法主要是给儿童音乐治疗师一些启发的作用。如果从作曲的角度看以上的简易改编方法可能远不够全面，但从儿童音乐治疗的实际应用角度出发，能将以上简易手法在治疗现场应用得得心应手已经不是太简单的事情了。在儿童音乐治疗中，乐曲变化手法和手法的衔接需要十分流畅，如果因治疗师选择了不胜任的改编乐曲技术造成治疗过程中治疗节奏的中断或松散，治疗对象对治疗师的接受度及疗效将会受到比较大的影响。

用复杂的还是简单的改编乐曲技术在儿童音乐治疗中没有固定模式，更需要强调的是要选取儿童音乐治疗师自己胜任的改编乐曲技术，才能保证儿童音乐治疗过程的流畅性。

（二）即兴创作新曲

现场即兴创作音乐治疗新曲是儿童音乐治疗方法中的重要治疗技术。目前国内儿童音乐治疗界普及此方法尚有一定难度，但鉴于此种方法在儿童音乐治疗中的重要位置,因此国内的儿童音乐治疗师有必要逐步克服困难,掌握规律,由浅入深地将即兴创作新曲技术应用到中国儿童音乐治疗中。

1. 音乐创作风格的选择途径

笔者通过参加几次国际儿童音乐治疗讲座及参考相关国内外资料发现,凡是优秀的音乐治疗师在即兴创作中都以自己熟悉的音乐风格为主,其他音乐风格为辅。因此儿童音乐治疗师在即兴创作中都有自己熟悉的基本的调式、节奏、曲式框架等。同是一种类型的治疗对象,多位治疗师采用的乐曲创作风格可能完全不同,但最终却有可能实现同样的治疗效果。

2. 音乐创作风格的地域性元素

治疗师在音乐治疗中关注音乐风格的地域性是十分必要的,它决定了治疗师驾驭乐曲的能力和治疗对象接受音乐的程度。笔者曾在儿童音乐治疗实验中给儿童用过国外的一些比较成功的治疗用乐曲,但一些儿童无动于衷的表现使笔者反思到地域性的差异问题值得关注,也证实了治疗师掌握"本土化"音乐风格的重要性。

3. "本土化"音乐风格创作基础

"本土化"音乐创作并不是"闭关自守"的代名词,它的成功还是要建立在广泛参考、吸收国内外优秀儿童音乐治疗用音乐的基础上,毕竟一些发达国家开展儿童音乐治疗比我国早有几十年的历史,有许多值得我们借鉴的内容。

无论是"本土化"还是"国际化"的即兴创作治疗用曲风格,都要以治疗对象的需求为目的,因此首先治疗师要掌握治疗对象在音乐治疗中的各种表现,然后再掌握各种儿童在各种风格乐曲中的反应,在此,大量的"借鉴"是中国儿童音乐治疗师储备即兴创作"本土化"治疗用乐曲的重要资源。

4. 即兴创作儿童音乐治疗用乐曲的特点

(1)音乐治疗用的即兴创作用曲不像普通乐曲那样强调旋律的严谨性和规范性,伴奏和弦的色彩性作用超过了旋律在治疗中的影响力。一首短小的治疗用乐曲可多次反复变化使用,而针对治疗对象需要的音乐变化更多地体现在伴奏和弦功能、织体的配置变化上。

在儿童音乐治疗的即兴创作乐曲中,旋律基本可称为是"中性"的。要想给治疗对象传递"轻"、"重"、"缓"、"急"各种音乐风格影响力的关键,取决于为旋律配置的伴奏和弦功能的色彩、织体以及速度快慢、节奏变化等方面。旋律段落之间的间奏也可以用和弦表现。和弦运用得成功与否,并不在于设计得多复杂,而是要在细腻、微小的对比变化中下工夫,这其中包括音域、速度、强弱等方面。

（2）治疗师创作旋律时寻找中国音乐素材是不难的。我国幅员辽阔，从南到北、从西到东各种民间音乐体裁十分丰富，无论是五声调式、七声调式、抒情风格、激情风格等都可以找得到。其中东北地区的民间音乐粗犷热情、江南地区的民间音乐细腻委婉、中原地区的民间音乐介乎在南、北风格之间，比较流畅。我国的各少数民族地区的音乐素材也十分丰富，例如在新疆等地可以找到五声音阶以外的七声音阶音乐素材。经过如此归纳之后即可发现，治疗师在即兴创作乐曲过程中，旋律素材应该是大有选择余地的。

（3）即兴创作音乐治疗音乐的最大难度并不在音乐创作技术方面，而在于如何能使音乐始终在治疗中对治疗对象产生积极影响，成功的即兴创作治疗音乐可以使儿童与音乐产生共鸣继而产生良好情绪，以至于可能过渡进入到治疗师用语言对特殊儿童发指令等更高层次的训练阶段。

三、儿童音乐治疗中播放用乐曲

（一）治疗用播放音乐选择特点

1. 选择范围

在浩瀚的乐曲库中，挑选儿童音乐治疗播放用的乐曲不是件轻而易举的事。此时，治疗师对音乐作品的鉴赏能力至关重要。播放音乐由于不需要演奏技巧在国内音乐治疗中的使用率是比较高的，但如乐曲针对性不强，很容易出现毫无治疗作用的现象。播放音乐的优势在于它的选择余地很大，但实际上适合儿童音乐治疗用的音乐范围并不是很大。

2. 使用方法

保持儿童对治疗音乐的新鲜感是十分重要的，因此，音乐治疗用音乐必须只在音乐治疗中使用，平时儿童常听到的儿童歌曲、乐曲不能在音乐治疗中使用，反之，音乐治疗中用的音乐也不能在平时播放。

3. 快板乐曲

笔者在大量的奥尔夫音乐中发现了一些受儿童欢迎的音乐治疗用快节奏音乐，其特点为节奏性强，旋律线简单清晰，曲式结构多用重复、回旋、再现、变奏等手法，使儿童能较快熟悉它，并且大部分为舞曲风格。治疗师可以根据以上音乐特点去寻找其他适合音乐治疗用的快节奏音乐。

4. 慢板乐曲

只用奥尔夫音乐风格不能满足儿童音乐治疗的需要，还要搜集一些慢节奏优秀音乐作品。在此笔者强调：治疗师要注意选择从创作、演奏到录音制作都精良的儿童音乐作品运用到儿童音乐治疗中。

（二）治疗用播放乐曲与其他方法的关系

1. 儿童音乐治疗用乐曲与音乐教育用乐曲的不同点

儿童音乐治疗中乐曲经常和其他方法结合在一起应用。笔者在儿童音乐治疗实验中体会到，一种方法很难在一次治疗中长期使用，这点与普通儿童音乐课有较大的不同。虽然从表面看儿童音乐治疗中许多方法都属于普通儿童音乐教育技术，但音乐影响儿童的目的不尽相同。

音乐教育虽然也强调互动性、趣味性等方面，但总包含对儿童强化音乐技术的成分在里面。而音乐治疗更多的关注是儿童在音乐中的反应，治疗师应用何种音乐治疗方法更多决定于治疗对象，或者说治疗师不能给治疗对象有丝毫"生搬硬套"的训练感觉，只有这样才可能避免治疗对象"抵触"情绪的出现，乐曲的适当应用对于各种特殊儿童的"焦虑"具有较好的慰藉作用。

2. 乐曲在儿童音乐治疗中的交叉应用方法

乐曲除独立应用在儿童音乐治疗外，在歌曲、器乐演奏、律动的音乐治疗活动中也都可以将乐曲加入其中。歌曲演唱活动对特殊儿童来说不可能太长时间，因歌词中的一些指令性内容对儿童可能产生一定负担，治疗中在歌曲演唱中间加些听赏音乐内容，或配合做些律动动作，可以使儿童消除歌曲演唱可能带来的疲劳，使儿童保持住对音乐治疗的兴致。

儿童音乐治疗用乐曲还在另一种音乐治疗活动中有重要作用，即各种律动活动都需要选配适合的乐曲，适合的乐曲可以直接激发治疗对象对治疗师发出的律动要求产生积极的态度。

第五节　儿童音乐治疗中音乐律动的应用方法

一、音乐律动的介绍

1. 定义

音乐律动也可以说是随音乐做动作，但不是舞蹈。舞蹈是事先设计好的动作，而音乐律动更多的是随音乐节奏即兴做动作。儿童开始由治疗师引导下完成动作，之后有些儿童还可能主动带领治疗师即兴做动作。

2. 功能

音乐律动的训练内容是训练治疗对象内心韵律与音乐节奏的契合，通过在音乐节奏中做简易动作使儿童与音乐和治疗师建立关系。

3. 对象

音乐律动训练可以在各类语言表达困难的特殊需要儿童中进行,也可以在有语言障碍的特殊需要儿童中与其他训练项目结合进行。

4. 方法

音乐律动训练可以提高儿童对外界的反应速度、身体协调性、注意力集中程度,使他们通过动作学习一些认知内容,还可以给儿童手里加一些小道具、小打击乐器,增加音乐表现的丰富性和他们对艺术美的体验。下面就音乐律动在音乐治疗中的具体方法展开讨论。

二、快节奏的音乐律动

1. 徒手

随快节奏音乐的律动训练可从原地四肢做动作开始。最容易做动作的是双臂和手,在音乐节奏中伸手、拍手可能困难都不会太大,继续加大难度可加上脚的动作,踩脚比踮脚要容易些,最大的难度还是手、脚的协调配合。在训练过程中要及时掌握儿童的接受程度,完成一环之后再进行下一环。如果急于完成全部动作,儿童有可能因接受不了导致丧失在音乐中表现的信心。

2. 加乐器

随快节奏音乐原地做动作,还可双手持响板或沙锤等多种轻巧的小打击乐器,小打击乐器的加入加强了音乐律动中的快乐气氛,也增加了儿童活动手指的机会。

3. 加认知内容指令

在儿童已经完成以上徒手、加乐器律动活动的基础上,治疗师可以试着在音乐节奏中向治疗对象发出带有认知内容的指令,让儿童在节奏中用动作做回答,例如伸出双臂表示方位(难度依次为上、下、前、后、左、右),在特殊儿童音乐律动中训练方位感,可以增加趣味性,因此强化了儿童对方位的认识。在音乐律动中还可以做其他与认知内容有关系的动作歌唱等。

原地做音乐律动可分为坐、站两大部分,每部分都可进行循序渐进地徒手、加乐器、发指令三个阶段训练。由以上可以发现,随快节奏音乐原地做动作可从徒手训练到手持乐器训练,再到加治疗师指令训练,有许多即兴内容可以在三个训练阶段中穿插进行。

在特殊需要儿童的快节奏音乐律动训练中,做移动步伐训练存在一定难度,快节奏音乐主要还是在原地音乐律动中应用比较稳妥。

三、慢节奏的音乐律动

1. 移动步伐

慢节奏的音乐律动可以进行移动身体训练,儿童在慢节奏音乐中有时间变换自己的脚步和移动身体,在步伐与音乐节奏的配合上比快节奏音乐要容易一些,但手臂在慢节奏音乐中不太容易表现,可偏重步伐训练。

2. 小道具

在慢节奏音乐律动中儿童可以手持飘带等,颜色鲜艳的飘带伴随着慢节奏音乐在儿童手中挥舞,加上移动的步伐,对儿童身体协调性方面的训练较有帮助,在慢节奏音乐律动中儿童完成手、脚配合的可能性比较大。

3. 队形变化

在慢节奏的音乐律动中适合做集体变换队形的训练。在治疗师带领下,治疗师与儿童或儿童与儿童之间进行各种队形的变化,例如可以随慢节奏音乐手拉手形成一个圆圈后原地做一些动作,再将圆圈变大或变小等变化。

以上移动步伐训练、手持小道具训练、队形变换训练都是特殊需要儿童可以在慢节奏音乐中完成的内容,治疗师可以根据自己在音乐治疗中的经验创编出更多慢节奏音乐律动内容。但在这里有必要再次强调音乐治疗中律动训练与普通舞蹈的训练意义完全不同,音乐治疗师根据儿童的接受能力更换动作的频率不必太快,此外,还要根据儿童的现场表现即兴创编一些新动作,有些时候还可能出现儿童主动即兴创编新动作的场面,这取决于音乐对儿童的感动程度以及治疗师对特殊需要儿童的启发水平。

快节奏音乐律动的诸多训练内容主要围绕着提高儿童对外界的反应速度开展,慢节奏音乐律动的诸多训练内容主要围绕着提高儿童主动接受外界的意识开展,这里充分体现了音乐治疗中的训练活动是为解决音乐以外的问题的根本治疗目的,简言之,所有的快、慢节奏音乐律动活动设计都要根据治疗对象的接受能力而即兴创编。

第六节　儿童音乐治疗中即兴创作的种类与注意问题

1. 即兴创作种类

在儿童音乐治疗应用方法种类的分析、讨论中,笔者力求列举的方法能符合我国儿童音乐治疗师较快胜任的程度,其中吸纳了国内外多个流派的儿童音乐治疗技术,表面看似乎有些地方很像普通儿童音乐教育技术，但稍加仔细注意就可以看出儿童音乐治疗比普通儿童音乐教育的即兴创作部分要多许多，并且儿童音乐治疗主张治疗师灵活转换方法的流畅性，而儿童音乐教育方法主张引导儿童的音乐技术学习的深入性。

儿童音乐治疗方法中可以发挥即兴创编的方法大致归纳为：儿童音乐治疗用歌曲方法中的"说唱"、"无词歌"；器乐演奏中的治疗师为儿童演奏打击乐伴奏、儿童与治疗师进行乐器的即兴节奏对话；乐曲听赏中治疗师的即兴改编或创编新曲；音乐律动中的即兴创编动作；等等。这些即兴创编内容不常用在普通儿童音乐教育课程中。

许多儿童音乐治疗方法可以重叠使用。在儿童音乐治疗中儿童"正性行为"发展的征兆，表现在逐步胜任同时完成多种训练项目，例如儿童在演唱的同时依次加手势的表演、加小打击乐伴奏、加步伐移动的音乐律动等等训练内容的不断递增。

在儿童音乐治疗中淡化音乐技术深度，强化儿童对音乐的反应力和表现力，提高儿童在不同音乐形式刺激中的敏感度，可以求得达到音乐赋予特殊需要儿童正面、积极的影响力。

2. 即兴创作中应注意的问题

在儿童音乐治疗方法中既然主张"即兴创作"，在此笔者希望有更多的音乐治疗师在儿童音乐治疗实践中，创造出更多的儿童音乐治疗方法，而不局限在本文介绍的几种音乐治疗方法。但"即兴创造"需要治疗师具备一定的音乐基础和钻研精神，万万不能将"即兴"变成"随意"。

笔者对以上"即兴创作"方法的理解和诠释的根据来源于三个方面的知识积淀：个人对即兴创造的认识基础源于多年来对钢琴即兴伴奏的兴趣；借鉴和参考资料源于多次参加国际儿童音乐教育、治疗培训，考察国内外儿童音乐治疗机构等相关活动所获得的大量先进儿童音乐教育、治疗信息；儿童音乐治疗实践体会源于八年来在多项儿童音乐治疗实验课题中对自闭症、智力落后、脑瘫等特殊需要儿童音乐治疗的实践结果。

因此，本章笔者介绍的"本土化"儿童音乐治疗创造方法应该可能为国内儿童音乐治疗师提供一定参考、应用价值。

5

儿童音乐治疗内容程序

第一节　儿童音乐治疗基本流程

一、基本流程

在《新音乐治疗师手册》中描述了音乐治疗的十个治疗阶段：① 采用音乐治疗；② 建立和谐的感情；③ 评估；④ 目标、目的和靶行为；⑤ 观察；⑥ 音乐治疗策略；⑦ 音乐治疗计划；⑧ 实施；⑨ 评价；⑩ 终止治疗。

笔者根据以上《新音乐治疗手册》对音乐治疗十个治疗阶段的描述，结合本国儿童音乐治疗的实际，将儿童音乐治疗归纳为四大治疗阶段，它们依次是：① 搜集特殊需要儿童背景资料；② 制定儿童音乐治疗评价体系；③ 制定儿童音乐治疗方案；④ 实施儿童音乐治疗内容等。

鉴于国内儿童音乐治疗尚处在初级发展阶段，为尽量节省摸索的时间，在下面详细讨论儿童音乐治疗操作内容之前，先分析一下如何选择儿童音乐治疗师的人选问题是很有必要的。

二、儿童音乐治疗师的选择范围

(一) 医学界

"治疗"这一名词本应属于医学范畴，于是许多医学界（精神科、康复科、儿科等）人士在我国音乐治疗开展的早期就进入到了音乐治疗领域，但操作过程中音乐水平的局限成为医务人员深入开展音乐治疗的瓶颈，目前国内有学习音乐背景的医务人员少之又少。

（二）心理学界

由于音乐治疗是与心理治疗交叉的学科，因此心理学家对音乐治疗原理和评价的认识比较深刻，但也由于缺乏音乐技术而很难参与儿童音乐治疗实践。

（三）音乐学界

国外的大部分音乐治疗师大都有音乐学习背景，国内也在近十几年陆续有音乐、医学院校培养音乐治疗专门人才，但到目前为止，由于种种主客观原因埋头到儿童音乐治疗中进行规范治疗的治疗师尚不多见，笔者期盼这种局面尽早改变。

（四）特殊教育学界

1. 儿童音乐治疗与特殊教育的共同点

特殊教育领域开展儿童音乐治疗具有自己的三个方面优势：

（1）特殊教育机构有多种类型特殊需要儿童群体，有接受儿童音乐治疗的需求。

（2）特殊教育机构中的音乐教师等具备音乐、教育等技能，有掌握儿童音乐治疗方法的基本条件。

（3）特殊教育中提倡的"个别教育计划"的内容与儿童音乐治疗基本流程十分接近。特殊教育专家指出："个别教育计划及其实施实际上属于教学论的课程论、教学方法论以及教学评价的典型的综合的方法论学科。"通过对这一"个别教育计划"理念简述，可以分析出"个别教育计划"的基本内容包括目标、方法、评价三大部分，而音乐治疗的基本流程虽然有十个治疗阶段，但概括起来基本也是制定目标、设计方法和评价体系三大部分内容。

从医学、心理、音乐、特殊教育几个行业中开展儿童音乐治疗的条件分析中不难发现，特殊教育与儿童音乐治疗目的、方法、内容有许多方面最比较接近。

2. 儿童音乐治疗与特殊教育的不同点

近些年来，在国内特殊教育界已经有人开始了儿童音乐治疗实践实验活动。笔者也加入其中并发现，通过对个别教育计划的具体步骤与儿童音乐治疗流程进一步细化的比较，音乐治疗中的许多操作细节、治疗环节等与特殊教育个别教育计划也有不同之处。

现阶段国内的儿童音乐治疗中个别治疗占主导地位，特殊教育中主要开展的则是集体课程，二者有相似之处但又不能混为一谈，否则出不来音乐治疗疗效。笔者曾经见过一些流于形式的集体儿童音乐治疗活动非常像一堂普通音乐教育课，其中主要问题就是没有严格按音乐治疗的程序进行。

综上所述可以看出：虽然特殊教育机构中的音乐教师等有开展儿童音乐治疗的基本条件，但无论从治疗操作规范上还是治疗技术上，他们还需进一步努力下工夫学习、钻研儿童音乐治疗多学科交叉内容，才可能遵照儿童音乐治疗程序，真正胜任儿童音乐治疗师工作。

第二节　儿童音乐治疗的第一阶段——搜集背景资料

一、搜集音乐治疗儿童相关资料的意义

儿童音乐治疗的第一阶段工作难点在于治疗师与特殊需要儿童建立关系上，搜集特殊需要儿童背景资料的过程可称为是与儿童建立关系的开始。

为掌握儿童音乐治疗必需的背景资料，音乐治疗师首先要与即将接受音乐治疗的特殊需要儿童相关的医务人员、家长、教师等建立关系，其方式可以是书面交流和面对面的访谈等形式同时进行，这对于音乐治疗师全面了解治疗对象及制订治疗方案具有十分关键的作用。

治疗师搜集的被治疗儿童的相关背景资料越详细，越会增加制订儿童音乐治疗方案的可行性。音乐治疗师要认真对待治疗对象的相关资料，因为儿童音乐治疗跨学科的特质决定了多学科对音乐治疗不可小视的关联作用。

二、医院对接受音乐治疗儿童的诊断资料

1. 对医院诊断的认识

目前尽管特殊需要儿童中的许多病症还无法找到病因，但特殊需要儿童的医院诊断对音乐治疗师了解和判断治疗对象生理、心理问题的产生还是十分重要的依据。

有些家长认为儿童的障碍问题医院也没什么治疗办法，于是就觉得到医院为儿童做病情诊断无关紧要，去医院为特殊需要儿童做诊断太麻烦。还有的特殊需要儿童家长对于给音乐治疗师看医院对自己孩子的病情诊断采取回避态度，因此不仅音乐治疗师要重视治疗对象的医院诊断，还要争取动员家长带自己孩子去专门医院做诊断并对此做出积极配合及坦然面对的心态。

2. 重视医院诊断意见

近些年来，医院对特殊儿童的病理测查方法在不断发展之中，大批的医学专家在

儿童康复及发育行为儿科学的早期诊断及治疗研究中颇有建树。但还是有许多特殊儿童的发病原因暂时无法明朗,医生无法对一些特殊儿童病情进行确诊,而音乐治疗师有必要掌握医院对儿童问题无法确诊的资料。掌握医生对音乐治疗儿童的诊断意见是音乐治疗师全面了解被治疗儿童的重要因素及顺利开展音乐治疗的重要条件之一。

3. 儿童康复与教育的关系

目前,医学儿科康复界与教育界的合作在逐年增多,形成了一个新的研究发展领域,即康复教育。但也还有部分医生对教育与康复的关系存在着不同看法,当然,学术界多流派的存在也属正常现象。

在现阶段医学手段还无法对一些特殊需要儿童问题确诊的情况下,音乐治疗师可以通过对儿童的观察发现一些问题。

例如:儿童的智损程度是音乐治疗师对治疗对象问题最起码的了解,但由于一些儿童的不配合,医院无法作出明确诊断。还有一种情况是一些特殊儿童在医院测得的智商指标接近正常孩子,但却有多重障碍问题,因而不能进入普通幼儿园或小学接受正常教育。面对这些儿童,音乐治疗师只能依据音乐治疗的评价体系结论进行工作,因此可以基本得出如下说法:

儿童音乐治疗师应该重视相关学科医生对特殊儿童的诊断意见,但进行儿童音乐治疗不太可能完全依赖医生的诊断。

三、家长提供的儿童背景资料

(一)搜集家长提供的儿童背景资料的方法

特殊需要儿童的家长有各种各样的不同背景,因此他们提供的儿童资料角度也各有不同。一方面家长真诚地希望能客观地为儿童音乐治疗师提供孩子的情况,另一方面特殊需要儿童家长也有可能有意无意地在提供儿童"负性行为"表现时有所保留。

1. 问卷

为了能在最短的时间里向家长了解尽量多的治疗对象资料,可以由治疗师统一编制出一张尽量详尽的《家长调查表》。

通过对发放的《家长调查表》整理后显示,绝大部分家长都能够对调查表认真填写,尤其对子女的情况填写得比较详细。但有关家长个人的信息在填写时常有所保留或疏漏。一种原因可能是家长文化水平有限,表述能力受局限,还有一种原因是家长的文化水平较高,不愿意让包括音乐治疗师在内的人了解过多的家庭情况。因此有些家长调查表不能成为了解治疗对象的可靠背景资料。

2. 访谈

争取到与家长面谈的机会可以解决音乐治疗师在看完《家长调查表》后可能产生的许多疑问。音乐治疗师在与家长初次见面时，最好尽量少发表主观愿望，多听家长倾诉，才可能使家长打消各种顾虑，从而向音乐治疗师介绍自己和孩子的相关情况。

从笔者与特殊需要儿童家长的接触中感到，音乐治疗师在访谈中要充分理解家长因长年养育特殊需要儿童的辛劳而可能出现的焦虑以及对各种康复治疗的信心不足等心态。儿童音乐治疗师在与特殊需要儿童的家长访谈中，要特别注意讲究方式、方法，切切牢记"欲速则不达"，以求得家长对儿童音乐治疗最大程度的支持。

音乐治疗师也要善于发现许多优秀的家长，他们抱有对生活的积极态度，不断发现自己孩子身上的各种优点并想办法发扬光大。只有想办法获得家长的信任、配合，音乐治疗师才可能了解到特殊儿童真实的生活状态。在这里笔者愿向大家推荐一个人人皆知的培养子女的成功案例：

北京奥运会期间媒体报道，世界"飞鱼"、美国游泳天才菲尔普斯在童年阶段曾被划入特殊儿童群体，被认为是一位"多动症"和"自闭症倾向"的儿童。但其做教师的母亲发现了儿子身上的游泳潜质，使影响菲尔普斯成长的"多动"转化为有利他成长的"动力"，配合优秀游泳教练的科学训练计划，最终培养出到目前为止举世无双的超级游泳健将。

虽然不是每个特殊需要儿童家长都有机遇培养出类似菲尔普斯这样的"超长"人才，但至少以上案例可以说明特殊需要儿童家长积极、科学的生活态度对子女的成长作用是不可估量。因此，音乐治疗师在访谈中需注意表达对家长的充分鼓励和信任感。

（二）特殊儿童家长调查问卷的内容

二十多年来，我国特殊教育人士与相关地区残联康复中心制定出了许多版本的儿童调查问卷，本书采纳的儿童调查问卷属于结合多个特殊需要儿童调查问卷版本后，设计得比较详尽的一类。

在《家长调查表》中项目可能没有填满的情况下，还可以通过治疗师与家长的访谈进一步将问卷提出的问题了解清楚。因此调查问卷的内容设计详尽是有备无患的。以下调查内容借鉴了大量的特殊需要儿童调查问卷编制而成：

1. 儿童基本情况

（1）基本情况：

姓名		性别		出生年月日	
民族				籍贯	
医疗诊断单位					
诊断结果					
智商					
障碍原因					
病史					
家族病史					
身体状况					
兴趣爱好					

（2）母亲孕期及分娩情况：

项　目		评　述
孕期异常情况	糖尿病	
	先兆流产	
	习惯流产	
	X 光	
	化学治疗	
	风疹	
	羊水多	
	铅中毒	
	其他	
妊娠反应	食用大量某种食物	
	营养不良	
	情绪状况	
新生儿状况	不足 36 周	
	不足 2500 千克	
	超过 42 周以上	
	贫血	
	黄疸	
	其他	

（续表）

项　　目		评　　述
母亲分娩情况	无痛分娩	
	产程时间长	
	缺氧	
	动用产钳	
	吸引助产	
	脑血管破裂	
	剖腹产	
胎次	第几胎	
	有何兄弟姐妹	

（3）儿童各项生长发育的时间：

项　　目	评　　述
发音	
说话	
独立坐	
爬	
走	
跑	
认母	

2. 家庭及社区情况

（1）家庭环境：

	姓名	年龄	学历	工作单位	职务	月薪	嗜好	身体状况
主要成员								
居住条件	平、楼房；（　）居室			家庭教育训练工具				
	儿童独住；与（　）合住			康复设施、医疗设施、图书、录像机、电视机、计算机、其他				
	家庭住址、邮编及电话							

（2）社区环境：

项　　目	评述（选择）
所属街道、居委会	
服务行业	存车、邮局、保洁、修理业、图书馆、银行、其他
商业	商店、超市、小卖部、其他
医疗机构	
休闲娱乐场所	健身器材、游戏厅、歌舞厅、其他
公共交通路线	
参与社区活动水平	需全力协助、需在指导下参与、需单项帮助、能独立在社区交往

3. 家长教育情况

（1）对孩子了解程度：

项　　目	评　　述
何时发现孩子智力问题	
孩子由谁带大	
上普通幼儿园几年	
上普通小学几年	
对孩子的期望	
对孩子的主要教育方法	

（2）观察孩子特点：

项　　目	评　　述
偏食	
语言障碍	
动作协调	
行为异常	
情绪稳定	

（3）教育方法：

项　　目	评　　述
孩子任性时	
孩子发脾气时	
孩子不认真写作业时	
孩子不主动做家务时	
孩子不听大人话时	
孩子说谎时	
孩子私自拿家长钱时	

（4）家庭教育情况：

项　　目	评述（选择）
家长教育孩子查阅哪些书刊	
家长为孩子购置哪些书籍报刊	
家长怎样辅导孩子读书	
家长为孩子购置哪些玩具	
家长教育子女思想、观念、方法是否一致？不一致时怎么处理？	
老人教育子女过多溺爱,父母怎么办?	
家庭人际关系如何	和睦、一般、冷淡
家长和孩子的关系如何	尊重、支持、帮助、歧视、打击、冷淡
家庭中父母感情基础如何	很好、一般、离异
家庭中父母对子女感情、态度如何	疼爱关心、放任不管

（5）特殊需求：

项　　目	评　　述
您对学校、老师的期望和要求	
您认为当前孩子最需要解决的问题	
你对训练的建议	

以上家长调查问卷的内容设计还可以根据实际情况加以修改、补充,但笔者认为修改后的家长调查问卷不能草率简化以上内容,而只能是更加严谨、细化,以利于顺利进入下一步音乐治疗程序。

四、教师提供的儿童背景资料

（一）教师提供的儿童背景资料的作用

教师是指除医生、家长以外接触特殊儿童的幼儿园或学校的老师、班主任、康复教师、家庭教师等。这些老师有时与儿童的接触时间比一些工作繁忙的家长接触孩子的时间还要长。

通过对儿童的教师调查问卷或访谈,音乐治疗师常常可以获取到比较客观的儿童资料,由于教师对儿童的观察角度与音乐治疗师有许多共同点,因此教师甚至会给音乐治疗师提供比较专业的治疗建议,笔者认为教师提供的儿童背景资料是比较重要的音乐治疗参考依据。

但由于老师自身的各种主、客观条件限制,儿童音乐治疗师对特殊需要儿童的老师调查访谈收获也会有一些差异。与特殊需要儿童的家长相比,老师对孩子的描述可能是比较客观、理性的,但也可能对特殊需要儿童的缺点和进步有夸大之嫌,因为老师与儿童长期相处中难免会带上自己的感情色彩。

(二)对教师的调查问卷内容

教师对儿童的情况分析主要包括以下几方面:

1. 爱好兴趣

项　　目	评　　述
最爱吃什么?	
最爱玩什么?	
最爱做什么?	
最喜欢什么人?	

2. 自理能力

项　　目	评　　述
会穿、脱简单衣服	
能系衣扣	
会穿、脱便鞋	
会洗手	
会洗脸	
能自己进餐	
能独立入厕小便	
能独立入厕大便	

3. 行为表现

项　　目	评　　述
动作异常	
注意力不集中	
攻击行为	
自伤行为	
多动	
其他	

4. 情绪反应

项　　目	评　　述
不满足时发脾气	
常哭、闹、笑	
极端恐惧	
摔、扔东西	
爱生气	
其他	

5. 运动操作

项　　目	评　　述
能独立行走	
会跑	
能走平衡木	
会串珠	
会拿笔写字	
会原地向前跳	
会拍球	
会接球	
会有节奏地拍手	

6. 语言状态

项　　目	评　　述
口吃	
发音不清	
自言自语	
固定声调	
"鹦鹉学舌"	
发音困难	
说话声小	
不爱讲话	
其他	

7. 特殊需求

项　　目	评　　述
您对康复教育教师的期望和要求	
您认为当前孩子最需要解决的问题	
您对训练的建议	

以上教师调查问卷的内容设计可以根据实际情况加以修改、补充。有些音乐治疗师可能在内容分类上有自己的划分方法，这些都是可以变动的，但笔者认为所有调查问卷都不可以太简化。

第三节　儿童音乐治疗的第二阶段——制定评价体系

一、自编评估量表的制定

（一）自编评估量表在儿童音乐治疗中的用途

在音乐治疗师对治疗对象的相关背景资料（医生诊断、家长及相关教师调查等）充分掌握之后，治疗师就开始进入了与治疗对象建立初步关系的阶段。此时治疗师结合前期调查，再通过观察、分析、评估儿童的各种行为表现，填写定性和定量相结合的自编评估量表，制定音乐治疗方案，在治疗中经过前测、中测、后测，最后终止治疗。

（二）自编评估量表在儿童音乐治疗中的作用

评估量表在前测中可以帮助儿童音乐治疗师找到制定治疗计划的相关数据，相同的评估量表经相同的评估人在中、后测中评估，可以帮助治疗师在制定下一步治疗方案时找到可以显示音乐治疗疗效的根据。但是如何能编出一份具有有效性的儿童音乐治疗自编量表，对于这种"带有人文色彩的治疗"来说，目前只能是"相对而言"。

一般情况下，提起各种评估，大家都会想到用量表进行，而且多想利用一份公认的、标准化的量表，这主要受到智力评估的影响。纵观孤独症认识的发展，其个体差异极大，同一个人在不同环境下的反应也会有很大差异，评量人和当时的环境、当时的身体状态、情绪体验等都是重要的干扰因素，即他有很大的不确定性，因此很难通过一次量表化的评量来看清他的问题，也就不可能适用一份十分标准化的量表评量，不适合套用正常人心理测量的思路。这一对自闭症儿童评估量表性质的专家论点，在儿童音乐治疗的所有类型特殊需要儿童群体中的评估都具有参考价值。

（三）定性评估与定量评估的关系

关于用何种评估方法最适宜在儿童音乐治疗疗效评估中使用，到目前为止几乎没有明确定论，国际上也还没有通用的儿童音乐治疗评估量表。根据儿童音乐治疗的特点，在儿童音乐治疗实践中很难规范操作定性评估法和定量评估法，就算是在评估量表研究比较成熟的心理学界，对各种评估量表的有效性也无法统一认识，许多心理评价都存在"相对而言"的状态。

　　目前笔者采用的儿童音乐治疗评估体系联系了本国的实际情况和参照了国外的儿童音乐治疗评价体系,基本上结合了定性和定量两方面的内容,即在定量评估的基础上产生了定性的评估结论。

　　笔者通过儿童音乐治疗实践实验感觉到,定性的评估水平取决于音乐治疗师的经验和技术积累,就目前国内儿童音乐治疗师的能力还无法像国际儿童音乐治疗大师那样完全用定性的评估方法证明儿童音乐治疗疗效。因此,在儿童音乐治疗中通过一些量化数据来证明一些定性的评估结论应该是在国内目前比较可行并容易被认可的一种评估方法。

　　（四）定量的评估方法

　　儿童音乐治疗的定量评估方法,基本采用的是较简单的百分比评估法,再进一步的定量计算方法由于其严谨的程度,几乎不太适合在音乐治疗中使用,例如计算样本数量常常太小,使计算达不到有效性标准等。

　　音乐治疗中一些感情色彩的成分也很难精确地"计算"出来,不仅每一位音乐治疗师的治疗定式不可能完全统一,而且特殊需要儿童反复无常的个性化表现更是无法统一精确地"计算"出来。

　　在儿童音乐治疗中,同一人采用同一治疗师和同一张评估量表内容的前、中、后测数据的前后对照,可尽量减少无关变量对儿童音乐治疗评估体系的干扰。

　　儿童音乐治疗的评估体系特点需要体现在治疗实践中的实用性和可操作性方面。笔者建议儿童音乐治疗师不要在套用繁杂的统计测量上花太多精力,而是可以通过治疗实践总结,不断进行对自编评估量表信度、效度、维度的调整,以达到逐步增强其在儿童音乐治疗中的应用性目的。

二、自编评估量表的内容

　　自编评估量表项目内容可以尽量表述不同地区儿童音乐治疗师对评估的理解。笔者参考了若干康复教育和音乐治疗量表后,研制了以下儿童音乐治疗自编评估量表供读者参考,尽管此表属于"自编"性质,但也尽量遵循了一定的量表编制规律和经过了在儿童音乐治疗实践中不断加以完善的过程。

　　自编量表中的评估内容分为儿童发展水平的三个部分,这三部分儿童发展水平包括音乐以内和音乐以外的评估内容,这些内容经实践实验证实,它们都可能因儿童音乐治疗而发生改变。

（一）儿童发展水平的第一部分评估内容

儿童发展水平的第一部分评估内容为评估儿童在音乐活动以外的动作协调能力和认知能力两方面：

1. 动作协调能力

项　　目	评　　估
能自然协调地走	
能平地直线走 2 米	
能自然协调地跑	
能自然协调地跳	
能躲避明显障碍物，很少摔倒	
能模仿治疗师拍手、挥手、握拳等	
能准确地接、投球	
会拉出和放好椅子，轻巧移动	
会旋转门把手，安全地开、关门	
能跟治疗师走路并模仿一些基本动作（如立定、转圈）	
能做广播体操	
其他	
总计	

2. 认知能力

项　　目	评　　估
能按要求静坐并听别人说话达 5 分钟以上	
能分辨以自己为中心的上、下、前、后、左、右方位	
能分辨 3 种以上颜色	
能认识 3 种以上形状	
能说出 3 种以上气候现象	
能说出昼夜特征	
能说出 3 种以上小动物及特征	
能说出 3 种以上水果名称	
能连续数出 10 以内的数	
能运用想象力主动与人谈论现实情景以外的事情	
能认读并基本理解三五句歌谣	
其他	
总计	

儿童发展水平的第一部分评估内容带有定量评估的特点,许多项评估内容都附有数量指标,其中没有数量指标的项目音乐治疗师可以根据儿童的实际情况,初测时自定量化指标,中、后测时可以对照前后量化数据,对比出治疗后儿童的相关评估内容变化。

(二)儿童发展水平的第二部分评估内容

儿童发展水平的第二部分评估内容为评估儿童音乐活动以内的音乐表现能力和音乐感受能力。这部分评估内容比较能说明音乐治疗对特殊需要儿童作用的程度,尤其在当前大力倡导对特殊需要儿童采取综合治疗的趋势中,单凭第一部分音乐以外的评估内容无法充分说明音乐治疗对特殊需要儿童康复发挥作用的程度。

下列音乐能力评估内容中使用乐器的项目中,选取了儿童音乐治疗较常用、易操作的部分小敲打乐器为测量工具。儿童音乐治疗师也可以根据评估中使用乐器的特点,选取本地的儿童乐器在评估中使用。

前、中、后测中保持使用的乐器种类不变是需要坚持的一个测量原则。

1. 儿童打击乐

项　　目	评　　估
响板	
沙锤	
摇铃	
铃圈	
鱼蛙	
三角铁	
打棒	
儿童架子鼓	
其他	
总计	

2. 音条乐器和键盘乐器

项　　目	评　　估
钟琴	
铝板琴	
木琴	
音条	
钢琴或电子琴	
其他	
总计	

3. 音乐感受力

项　　目	评　　估
会唱简单儿歌	
能模唱简单儿歌	
能做简单歌表演	
能按简单节奏拍手	
能按简单节奏踩脚	
能随快板音乐即兴跳舞	
能随慢板音乐即兴跳舞	
其他	
总计	

儿童发展水平的第二部分音乐评估内容程度的界定也包含一些定量数据成分。

在打击乐、音条、键盘乐器操作测量内容中可分为单手演奏、双手齐奏、分手演奏三个层次,每一个层次的演奏需分别完成了四种节奏型:一拍(如 X)、两拍(如 X X)、附点节奏(如 X·X)、切分节奏(如 X X X)后才可进入下一层次,如果在某一层次中不能完成四种节奏型,那就不能进入下一个层次的演奏。

键盘乐器的测量可以在钢琴和电子琴中任选一件乐器即可。

在音乐感受力测量中的两项内容(能按简单节奏拍手、能按简单节奏踩脚)也可以采用以上乐器操作中划分的三个层次、四种节奏的评定方法。

儿童发展水平的第一、二部分评估内容的计算方法参考了心理学量表的评量方法,对儿童的正行为分为四个等级(分别记为 3、2、1、0),各项行为的实际测量分数相加后与各项测量满分换算出百分比(详细内容见本章附录中的《儿童音乐治疗测量手册》)

(三)儿童发展水平的第三部分评估内容

儿童发展水平的第三部分评估内容不需要音乐治疗师测量儿童新的行为数据,而是根据第一、二部分量表评估内容的结果得出的带有"定性"特点的最后一评估结论。

这部分内容系笔者经过儿童音乐治疗实践实验以及参考国外儿童音乐治疗"定性"评估量表基础上研发出的带有总结性质的量表。

儿童发展水平的第三部分评估内容分为情绪、交往两方面,这两方面内容均是经儿童音乐治疗实践实验证明比较可能产生治疗效果的部分,它既包括了音乐以外的

内容,也包括了音乐以内的内容:

1. 情绪

项　　目	评　　估
典型表情反应(哭、笑等)	
目光接触	
身体接触	
对快节奏音乐的反应	
对慢节奏音乐的反应	
对器乐演奏的反应	
对歌曲的反应	
对歌表演的反应	
对音乐节奏律动的反应	
其他	
总计	

2. 交往

项　　目	评　　估
能服从治疗师指令	
能主动表达自己的愿望	
有交流愿望	
能用恰当的方式与别人沟通	
有求助他人的愿望	
其他	
总计	

　　儿童发展水平的第三部分评估内容虽然基本属于定性评估内容,但它离不开儿童发展水平的第一、二部分评估内容中带有量化性质的评估内容作为评估依据。因此,体现了定量与定性相结合的儿童音乐治疗评估体系特点。

　　儿童发展水平的第三部分评估内容虽然有儿童发展水平第一、二部分中量化评估内容做依据,但儿童音乐治疗师对治疗对象的观察、分析、判断能力在此表各项评估中占有比较重要的作用,各地区的儿童音乐治疗师可以根据自己的治疗经验再增加儿童发展水平的第三部分评估内容中的项目,但不可以随意简化儿童发展水平的第三部分评估量表中的各项内容,以尽量体现出评估量表的说服力。

　　儿童发展水平的第三部分评估内容的计算方法与儿童发展水平的第一、二部分评估内容的计算方法有所变化,虽然还是借鉴了心理量表的计算方法,但儿童发展水平的第一、二部分评估内容只评估特殊需要儿童正行为的出现,儿童发展水平的第三部分评估内容增加了对负行为的评估,形成了每项内容可以由"参与"、"抵触"两部分分数显示,因此在计算中出现正、负数(详情见本章附录《儿童音乐治疗测量手册》)。

第四节 儿童音乐治疗的第三阶段
——制定儿童音乐治疗方案

在搜集医生诊断、家长及相关教师调查和对治疗对象的评估后,音乐治疗十个阶段中的第四阶段(目标、目的和靶行为)、第五阶段(观察)、第六阶段(音乐治疗策略)、第七阶段(音乐治疗计划内容)可以体现在"儿童音乐治疗方案"内容中,音乐治疗方案设计依据来源于对儿童的评估内容,因此对治疗对象的评估"儿童发展水平的一、二、三部分"和"制定儿童音乐治疗方案"两大项内容应在前、中、后测中配套使用。

一、儿童音乐治疗方案的内容

(一)测评结果综述

1. 初测

将治疗对象在评估的儿童发展水平的第一、二、三部分内容的动作协调能力、认知能力、儿童打击乐、音条和键盘乐器、音乐感受力、情绪、交往项目中最高分(%)和最低分(%)填入综述中。

2. 中测

将治疗对象中测评估的儿童发展水平的第一、二、三部分各项中的最高分(%)、最低分(%)列出并与初测的各项评估内容中的最高分和最低分加以比较,得出有进步的项目分数(%)和退步的项目分数(%)。

3. 后测

依此类推将后测各项中最高、最低分数(%)与中测最高、最低分数(%)加以比较,可以明显地看出治疗对象各项内容进步、退步幅度的大小。

(二)问题行为的分析

1. 问题行为的诱因

此项问题分析资料来源于医生诊断、对家长的调查等方面。

2. 问题行为的反应

此项问题分析资料来源于对家长、老师的调查和音乐治疗师在评估中对治疗对象的印象。问题行为诱因与问题行为反应是因果关系。

3. 问题行为的后果

此项问题分析资料来源与"问题行为反应"一栏相同。问题行为反应与问题行为后果是因果关系。

4. 确定"靶行为"

"靶行为"属于音乐治疗师为治疗对象设定的某一比较典型的具体行为改善目标,可以参考"问题行为后果"制定"靶行为"目标。"靶行为"可以设定为希望儿童出现增长的某一"正性行为",也可以设定为希望儿童消减的某一"负性行为"。笔者倾向在儿童音乐治疗中确定儿童出现的"正性行为"为"靶行为"。

(三)康复目标

1. 长期目标

特殊需要儿童音乐治疗的长期目标基本上围绕在改善儿童认知等过程中的障碍问题。"靶行为"的改善可以是长期康复目标之一,但长期康复目标包括的内容还可更多些,因为正是这些问题才使治疗对象不能像普通儿童一样正常的学习、生活。音乐治疗师设定的康复长期目标既要有一定难度,又要预测经过一定时间的音乐治疗有可能改善,音乐治疗师尽最大努力使长期康复目标有成为现实的可能。

2. 短期目标

(1)音乐治疗内:这部分内容的制定主要参考评估量表中的儿童发展水平的第二部分。

(2)音乐治疗外:这部分内容将音乐治疗内的改善内容转化到音乐治疗外可能改变的内容,具体改善项目可参考评估量表儿童发展水平的第一、三部分。

二、儿童音乐治疗方案实施的特点

(一)儿童音乐治疗资料的系统性

治疗资料包括调查、评估、治疗方案制定。这是在儿童音乐治疗前必须做的案头工作,其中应该是环环相扣,不可以省略任何一环,否则直接影响音乐治疗师对后面治疗活动的控制水平。

笔者认为本书设计的儿童音乐治疗资料内容已经最大限度地采用了简化的方式,不可以再随意简化。目前国内的儿童音乐治疗师需加强重视这一环节工作的常规化特点。

（二）儿童音乐治疗对象的选择范围

治疗对象的年龄段应遵循"早期干预"的康复教育规律,一般在 8 岁以下为宜。

年龄大的群体也可以进行音乐治疗,例如老年痴呆患者也比较喜欢音乐治疗活动,但其他音乐治疗群体与儿童音乐治疗的目标是不尽相同的。

儿童音乐治疗目标更多地体现在情绪改善导致的心理、行为障碍的改善中,而对年龄大的治疗对象的音乐治疗作用更多地体现在对情绪改善中。

目前儿童音乐治疗师在幼儿中开展的音乐治疗活动还远远满足不了国内特殊需要儿童的需求,对特殊需要儿童进行音乐治疗的早期干预活动还需要得到有关方面人士的进一步关注。

（三）儿童音乐治疗的时间规律

儿童音乐治疗是一个不太能短期见效的治疗项目。国外一些成功的儿童音乐治疗案例都有几年甚至十几年的治疗时间作保证。

目前国内尚无条件为一位治疗对象做太长时间的儿童音乐治疗。笔者经实践实验,为可能出音乐治疗效果设定了一个儿童音乐治疗的时间阈值:

首先,30 分钟一次的音乐治疗时间被国内外广泛采用没有什么大困难,其基本能保证治疗对象的注意力在治疗时间内比较集中。

然后是 20 次为一个疗程,前测到中测为一个疗程,中测到后测为一个疗程,共计40 次。有条件治疗超过 40 次更好,但如果完成 40 次治疗有困难,至少要完成一个疗程 20 次。

如果儿童音乐治疗的一个疗程时间少于 20 次,儿童音乐治疗基本不太可能出效果。

第五节　儿童音乐治疗的第四阶段
——儿童音乐治疗的实施内容

一、实施条件

（一）硬件设施

(1) 相关乐器:儿童敲打乐、键盘乐器及吉他等。

(2) 音响设备及治疗用播放音乐资料。

（3）治疗室建筑的抗干扰及安全措施等。

（4）录像监控设备。

（5）儿童表演时用的各种小道具（小彩带等）。

以上详细内容见本书第八章。

（二）人员配置

1. 二人配置

（1）主训音乐治疗师一人。主训治疗师需具备边弹乐器边演唱的操作能力。

（2）辅助音乐治疗师一人。辅助音乐治疗师一方面配合主训治疗师帮助治疗对象完成训练内容，另一方面在音乐治疗中发挥督导、评估作用，随时观察、分析治疗效果，根据治疗对象的临床表现及时向主训治疗师提出调整治疗内容的建议。

2. 三人配置

（1）无监控设备。如音乐治疗室暂时没有配置录像监控设备，除主训、辅助二位治疗师外，还可配一名治疗全程记录员，其所记录的治疗内容用做治疗后分析治疗效果。

（2）有监控设备。如有监控室且还有条件在儿童音乐治疗中配置三人，可以有一人在监控室做督导和调试监控设备等工作。

3. 注意事项

（1）在个别儿童音乐治疗中一名音乐治疗师对一名被治疗儿童的人员配置是较难出治疗效果的。

（2）两名或两名以上治疗人员的配置是比较合理的人员配置方案。

（3）要重视全程监控录像或记录的回放分析作用。

这些治疗特点是儿童音乐治疗方法与儿童普通教育中个别训练方法的根本不同之处。

二、实施程序

（一）治疗的基本内容

1. 治疗过程

根据"儿童音乐治疗方案"资料和上次治疗总结和目标，开始新的一次 30 分钟儿童音乐治疗训练，继续采用儿童喜欢的训练方式改善儿童的障碍问题。

2. 书面总结

治疗结束后根据录像回放或记录在"每日日程"表格中分析全程治疗内容，记录分析之后做总结并为下次治疗制定治疗目标。

（二）"每日日程"表格填写的内容

在"每日日程"表格中需填写日期、时间和记录、分析本次治疗全过程。

通过跟踪录像或治疗全过程笔录，将治疗中使用的所有训练方法经过归纳填入表格中。归纳分析数据从两个维度产生：

（1）目标行为持续时间。将每一种目标行为的一次持续时间用分钟计算出来。

（2）目标行为频率。将同一种目标行为出现的次数、时间排列在一起。

1. 本次训练总结

分析、总结一次或多次相加持续时间最长的目标行为的儿童心理等方面原因和出现时间最短的目标行为的儿童心理等方面原因。

2. 制订下次训练目标

根据本次训练总结，制订下次训练如何巩固儿童良好的行为、情绪表现以及削减儿童不良行为、情绪的措施和目标。

3. "每日日程"填写注意事项

"每日日程"需要在每次儿童音乐治疗后填写，长期积累总结治疗经验可产生从量变到质变的治疗进展。

20次一个疗程之后，通过新一轮的儿童发展水平三个部分的评估，经与上次评估数据的对比，制定出新的"儿童音乐治疗方案"、为下一疗程做准备或作为终止治疗的总结。

三、对集体儿童音乐治疗实施方法的认识

本书主要篇幅讨论了个别儿童音乐治疗方法，但集体儿童音乐治疗在国内一些儿童康复机构也经常采用。以下针对国内集体儿童音乐治疗水平不高或与普通音乐教育小组活动雷同的现象做些分析、讨论。

（一）集体儿童音乐治疗的特点

1. 治疗活动与教育活动的区别

集体儿童音乐治疗和儿童教育小组活动最大的区别在于笔录方面，集体音乐治疗的调查、评估、分析方法可借鉴个别儿童音乐治疗的相关程序内容，制定集体音乐治疗方案不可能像个别音乐治疗方案那样详细，但相关的书写程序不能减少。

2. 集体音乐治疗中对儿童家长和辅助治疗师的要求

集体儿童音乐治疗中治疗对象的家长需在现场协助音乐治疗师工作帮助儿童完成音乐治疗师下达的各项指令,但要注意家长不可以"包办代替"。

集体儿童音乐治疗对音乐治疗师的影响力要求比较高,特别是对辅助音乐治疗师的配合组织能力要求比较高。

3. 适合集体音乐治疗的儿童特点

集体儿童音乐治疗效果以改善儿童情绪为主,参加治疗活动的儿童智障程度主要以中、轻度为主。参加集体音乐治疗的少部分中、重度智障儿童最好先经过个别音乐治疗训练。

(二)对国内开展集体儿童音乐治疗的建议

基于以上集体儿童音乐治疗所应有的开展条件,我国开展集体儿童音乐治疗还有许多方面不够成熟。从长计议,笔者认为,治疗师最好先从个别儿童音乐治疗开始,细致地掌握每一个治疗环节之后,再开展集体儿童音乐治疗为宜。

集体音乐治疗比较适合智力水平趋正常的儿童群体,如聋儿、盲童和普通幼儿园、学校中的学习障碍儿童。这些儿童在集体音乐治疗中,会被治疗师创造的音乐氛围所感染,会比平时更加接受外来的信息,如在接受治疗师指令、注意力集中程度、与治疗伙伴的交往等方面都有改善的可能。笔者希望早日可能在国内聋儿、盲童、学习障碍儿童群体普及集体音乐治疗。

四、多类型特殊需要儿童适合的音乐治疗方法

下面针对不同类型特殊需要儿童音乐治疗方法的有效性展开讨论。笔者在儿童音乐治疗实践实验中体会到,治疗师要凭借对被治疗儿童的现场观察、分析、判断,随时调整、组合适当的治疗方法,以保持或发展被治疗儿童在音乐治疗中与"人"或"物"建立关系的积极态度。

(一)自闭症儿童适合的音乐治疗方法

虽然自闭症儿童的病因尚无明确,但音乐治疗对自闭症儿童产生补偿缺陷作用的论点已经得到了普遍的认同。国内外的诸多音乐治疗案例中都显示出自闭症儿童对音乐的积极接受态度,因此打开了自闭症儿童的"封闭"世界,创造了改善自闭症儿童不良情绪和行为的机会。

1. 演唱"问候歌"

音乐治疗师开始时与儿童建立关系的方法可以握着儿童的手唱着轻柔的《你好歌》,此时自闭症儿童很少拒绝。尤其在歌曲中加进被治疗儿童的名字,儿童对治疗师的"戒心"更可能逐步消退。治疗师在《你好歌》中可以培养儿童目光对视治疗师的机会。自闭症儿童与治疗师目光对视行为的增加是愿意与外界建立关系的重要特征之一。

当音乐治疗结束时,一般情况自闭症儿童的情绪都会比治疗开始时有所改善,因此自闭症儿童可以接受唱《再见歌》的方式结束治疗。在音乐治疗初期,许多抵触情绪比较重的自闭症儿童在结束治疗唱《再见歌》时,才开始产生交流愿望。治疗结束时治疗师可以再次提示儿童目光对视,儿童在唱《再见歌》时与治疗师目光对视的可能性比治疗开始唱《你好歌》时增加了。

2. 演奏小敲打乐器

经过《你好歌》后,治疗师可以引导自闭症儿童选择自己喜爱的小敲打乐器为音乐或歌曲伴奏,此时辅助音乐治疗师也同儿童一起演奏小敲打乐器,使儿童在模仿音乐治疗师的过程中能正确地把握演奏小敲打乐器的要领。这种训练一般都是儿童随治疗师演奏或播放的音乐打节奏。

3. 演奏儿童爵士鼓

还有一些自闭症儿童喜欢强烈的爵士鼓演奏,尤其有攻击行为的儿童喜欢在音乐治疗中用比较长的时间打爵士鼓。打爵士鼓对转移、削减其攻击行为具有一定的治疗作用,治疗师为这类儿童配置的音乐常需要跟随儿童打的节奏即兴创作音乐,然后逐步过渡到让儿童随治疗师的音乐节奏打鼓。虽然儿童不可能掌握太多爵士鼓演奏技巧,但多个鼓的敲打和加上脚踩鼓的爵士鼓特色,明显在训练儿童协调能力等方面优于普通大鼓的单一打法。

4. 演奏木琴、甩琴等

自闭症儿童对小敲打乐器、甩琴、木琴等一般兴趣都不会太长,虽然有时可能继续按音乐治疗师要求去操作乐器,但从其游离的目光就可以发现儿童已处于被动状态,这时治疗师需要换下一种训练项目,尽快结束儿童注意力不集中状态。

5. 音乐律动训练

针对抵触情绪较重的自闭症儿童可以靠演奏或播放音乐来打动儿童,治疗师根据儿童的现场表现找到适合他的音乐,允许儿童在感受音乐时自由活动,其间治疗师及时抓住儿童表现出的律动节奏,为儿童即兴创作或播放适合他的音乐。

6. 听赏乐曲

单纯播放音乐或即兴弹奏、哼唱无词歌的形式适合重度自闭症儿童和语言表述能力较差、注意力集中时间太短以及年龄偏小的自闭症儿童。适合自闭症儿童的听赏音乐风格大部分为比较欢快的节奏,不局限儿童音乐的选曲范围和地域。在自由活动中感受一段音乐后,儿童有可能接受过去从来不接受的与治疗师简短对话和治疗师指令。

总之,自闭症儿童在感受一段欢快音乐后,原有对外界的抵触情绪有可能发生变化。大量的中外自闭症儿童音乐治疗案例显示听赏音乐可以引发自闭症儿童与他人建立关系的欲望。

7. 带表演的歌唱

带表演的歌唱活动在许多自闭症儿童中不是太受欢迎,一方面由于歌词的语言表达对于部分自闭症儿童有一定困难,可能产生压力后影响演唱兴趣,另一方面许多自闭症儿童对与音乐治疗师一同进行歌表演有被"束缚"的感觉,似乎歌词限制了儿童的某种"宽松感"。但许多表演唱歌词中的认知内容对儿童的成长是有益的,自闭症儿童也可接受一些歌表演活动,时间不宜过长。

(二)智力落后儿童适合的音乐治疗方法

智力落后儿童的病因有许多种,其中唐氏综合征是比较愿意接受音乐治疗的一类智力落后儿童。唐氏综合征儿童一般不存在拒绝与治疗师交往的问题,并且对音乐节奏的接受能力比较快。音乐治疗对唐氏综合征儿童许多方面都有所帮助,如一些唐氏综合征儿童的语言不清楚,注意力集中时间太短,接受外界事物反应慢等。

其他类型的智力落后儿童大部分人反应迟钝明显,还有部分儿童情绪问题比较严重,也有智力落后儿童有语言、注意力等多种问题。

1. 演唱"问候歌"

智力落后儿童的交往问题往往不是其最严重问题,某些抵触表现只是与对外界接触的胆怯心理关系较大。大部分智力落后儿童没有自闭症儿童抵触情绪那样强烈,因此在音乐治疗的开始与结束时,智力落后儿童基本上都可以接受唱《你好歌》、《再见歌》形式。

针对智力落后儿童普遍反应慢的问题,在唱"问候歌"的同时,可以抓紧通过唱歌词训练儿童对语言表达的反应速度,这种训练与智力落后儿童的其他训练项目都存在一个共同规律即:需要一定时间量的积累,几乎不可能在一、两次训练中达到提高智力落后儿童的语言表达反应速度的目的。

2. 演奏敲打乐器

在音乐治疗的中间部分,智力落后儿童可以操作小敲打乐器(沙锤、响板、铃鼓等)为治疗师指定乐曲伴奏,但他们中许多人不太喜欢爵士鼓的强刺激。由于大部分智力落后儿童具有对外界反应偏迟钝的特点,训练儿童用小敲打乐器为乐曲伴奏可以提高智力落后儿童内心对外界的反射敏感度。

3. 带表演的歌唱

在歌表演的活动中,智力落后儿童可以获得反应速度、语言、认知、注意力集中、身体协调性的训练。治疗师可以挑选各种类型的、简单的儿童认知歌曲用在智力落后儿童的音乐治疗中,为智力落后儿童选用的儿童歌曲节奏不要太快,音域不要太宽,歌词内容在生活常识范围。

4. 音乐律动训练

在随音乐边手持小敲打乐器打节奏边做身体律动的活动中,音乐治疗师可以向智力落后儿童在节奏中发训练内容指令,儿童在音乐的烘托下可以原地做律动,也可以在走动中做律动。这对于提高智力落后儿童的反应能力、身体协调能力都有较大帮助,同时还可以在律动训练中渗透一些认知内容,例如用打节奏的双手做方位训练(上、下、前、后、左、右)儿童就比较有兴趣。

尽管对智力落后儿童的音乐治疗中治疗师采用即兴创作的手法不太多,但在音乐治疗中的音乐训练也绝不是音乐教育课程的"翻版",因为音乐治疗师的关注点不是儿童是否可以胜任治疗师布置的训练项目内容,而是在音乐训练中能否提高智力落后儿童在音乐以外的相关适应社会能力。

(三)脑瘫儿童适合的音乐治疗方法

脑瘫儿童的智力水平大部分高于智力落后儿童,因此在认知方面的能力要好于智力落后儿童。脑瘫儿童首先是肢体残疾带来的生活压力,导致存在一些情绪、交往障碍,但固执的程度远远低于自闭症儿童,因此脑瘫儿童适应主流社会的可能性比较大。也有部分脑瘫儿童伴有多重残疾,不仅肢体残疾严重,智损程度也在中重度以上。

有事实证明,在脑瘫儿童的综合康复治疗、训练中,音乐治疗在其中可以起着积极和减压作用。尤其是通过早期综合康复训练干预,脑瘫儿童的康复水平会有较大的提高希望。音乐治疗在脑瘫儿童的综合康复治疗、训练中,主要在缓解脑瘫儿童内心焦虑、提高身体协调性等诸多方面产生作用,音乐治疗给脑瘫儿童带来的轻松和快乐情绪有利于他们减轻在其他康复治疗项目中产生的压力和焦虑。对脑瘫儿童康复训练中音乐治疗的作用已在广东省佛山市南海妇儿医院等地的脑瘫儿童康复训练中得到证实。

1. 演唱问候歌

脑瘫儿童与治疗师唱完《你好歌》之后可以通过歌表演训练语言表达能力,还可以通过歌表演中的肢体动作训练肢体协调能力。

2. 演奏带音高的敲打乐器

脑瘫儿童十分适合与音乐治疗师合作演奏铃木甩琴、音条等带音高的小敲打乐器,儿童在与治疗师合作完成音乐的过程中,也提高了身体协调性能力。

3. 演奏儿童爵士鼓

爵士鼓也是脑瘫儿童喜爱的乐器之一,在爵士鼓演奏中他们可以努力去克服手脚不容易协调的困难,为治疗师指定的乐曲伴奏。

脑瘫儿童可以遵照音乐治疗师的要求演奏具有一定难度的伴奏鼓点。但是伴奏音乐的节奏速度不可以太快,如果伴奏乐曲的难度超出了脑瘫儿童的能力,也会影响脑瘫儿童对音乐治疗的训练兴趣。治疗师要想办法使脑瘫儿童感到音乐治疗中的训练是快乐、轻松的。

4. 演奏键盘乐器和演唱歌曲

有些脑瘫儿童在家长的精心培养下,能单手在钢琴上弹儿童歌曲。还有些儿童可以演唱具有一定难度的歌曲。这些特长促进了脑瘫儿童对生活乐观向上态度的培养。

5. 即兴跳舞

脑瘫儿童也适合在音乐中即兴跳舞,尤其是手持鲜艳的彩带等小道具或小敲打乐器后,更增加了儿童在即兴跳舞中的兴奋感。

虽然脑瘫儿童可能无法较自如地做动作,但出于对儿童四肢协调性等方面的训练目的,治疗师可以大力引导脑瘫儿童在音乐中带领治疗师做即兴表演,配置的音乐可以快慢搭配。在音乐中引导脑瘫儿童带领治疗师即兴跳舞,尤其可以使儿童产生成就感,大大增加了脑瘫儿童对生活的自信和克服康复中困难的决心。

此训练可以放在每次音乐治疗结束前,形成一个小高潮,然后唱《再见歌》结束本次治疗。

(四)其他特殊需要儿童适合的音乐治疗方法

1. 聋童

聋童在智力上不存在太多问题,但由于听觉障碍问题导致存在一定的心理问题,由于这些心理问题影响了聋童语言康复训练效果,而音乐治疗有增强聋童自信心的功能。

一些国家通过对聋儿开展音乐治疗后得到证实,音乐治疗可以作为聋童语言康复训练中的一项辅助治疗方法应用。

　　国内将音乐治疗在聋童语言康复中付诸实践的人目前少之又少,但对音乐治疗可以在聋童群体发生作用的认识,已经逐步开始在国内聋童康复领域得到承认。笔者希望尽快有人在聋童康复界开展儿童音乐治疗实践,使聋童尽早在音乐治疗中受益。

　　(1)演奏儿童爵士鼓。根据聋童可以靠振动获得信息的特点,在音乐治疗中可以采用打击乐节奏训练方式,一方面训练聋童的内心节奏感,另一方面在振动中提高接受声音信息的敏感度。对于有残余听力的聋童可以采用爵士鼓为播放的乐曲伴奏等训练形式。

　　(2)演奏小敲打乐器。小敲打乐器的音响威力虽然不如爵士鼓强,但其操作过程如同玩具受到包括聋童在内的大部分儿童欢迎,可以在治疗师边奏边说的示范表演中,引导聋童在操作小敲打乐器打节奏的过程中朗诵歌谣。聋童可以通过打节奏产生的内心冲动激发说话的欲望。比较受聋童欢迎的小敲打乐器有:三角铁、响板、沙锤、串铃等。

　　(3)带表演的歌唱。在聋童的集体音乐治疗中,开展表演唱活动是比较受欢迎的项目,一方面治疗师引导聋童在音乐节奏中通过手语表演获得一些认知内容,并产生快乐情绪,另一方面治疗师可以在表演唱中引导聋童边练手语边练唇语和发出说唱的声音来。

　　(4)训练小乐队。在集体儿童音乐治疗中,还可以训练聋童乐队。通过测试,对不同听力障碍程度的聋童进行不同类型的乐器训练。其中敲鼓和其他各类打击乐器最适合在聋童乐队使用,其次管乐器训练聋童也有效果,可尽量挑选些演奏技巧相对容易的管乐器供聋童演奏,国外有许多为儿童改良的管乐器值得借鉴。我国目前在训练聋童乐队的软、硬件配置方面可能还存在一定难度。

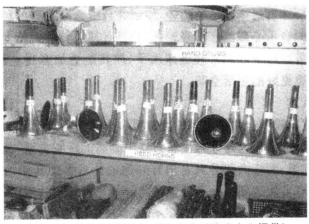

聋童用小喇叭等(诺道夫-罗宾斯音乐治疗中心提供)

（5）进行与美术结合的音乐治疗。在有关欧洲音乐治疗的报道中，还看到过对聋童的音乐治疗结合具有视觉冲击力美术色彩的训练方法，这种训练聋童听力的方法需要一定的专门设备，可能短时间内国内不具备开展的条件。

2. 盲童

盲童由于自身的特点对音乐独有情衷，但盲童学习音乐可以达到较高的音乐技巧，却不能代替针对心理健康对盲童产生作用的音乐治疗，掌握音乐的高技巧并不能解决盲童自身存在的心理问题，许多人认为简单的鼓励就可以达到关心盲童的目的，却忽视了盲童心理的健康问题，会使盲童日后失掉许多适应社会的能力。

（1）带表演的歌唱。在歌表演中，盲童不存在对音乐技巧掌握困难，也不存在对歌词理解困难，因此可以广泛选取各种不同歌词内容的歌曲，向盲童传达许多平时无法获得的认知内容，通过对盲童的多种内容的表演唱活动，开阔盲童的视野。虽然盲童也会通过电视、广播等渠道得到许多信息，但对生活的许多细节了解还是有其局限性，用表演唱的形式传授如何与人交往等生活常识，增加人与人之间的互相理解，对于盲童的成长是非常重要的。

针对盲童的需要，可以将许多动听的旋律加进盲童生活需要的歌词，使盲童感觉到音乐表演不仅是值得他们自豪的本领，还能从中得到了许多音乐以外的生存知识。

（2）音乐律动训练。盲童有必要进行音乐律动训练。盲童平时走路缺乏安全感，走路出现"盲态"，或因运动量小四肢协调性欠缺，通过在治疗师指导下在音乐中富有安全感的、快乐的身体律动训练，对于提高盲童肢体协调性、灵活性具有很好的促进作用，同时增长了盲童对自己身体控制力的自信心。

在盲童中开展音乐治疗目前尚无得到相关机构的广泛认同，主要由于医学水平的不断提高，盲童群体有逐渐缩小的趋势，使研究盲童康复教育的科研队伍很难形成规模。但是，盲童的音乐心理治疗不容忽视，并且有其独特性。笔者通过与盲童接触中感到：盲童完全可以有更好的心理健康水平，使其能更加客观地评价自己、评价这个世界，为自己创造更好的生活空间。

3. 学习障碍儿童

学习障碍儿童比较适合集体音乐治疗也可称为音乐心理干预。在学习障碍儿童的认知学习发生困难时，很大部分与注意力集中时间太短有关系，此时教师对儿童的说教可能作用不理想，而让大部分对音乐有兴趣的儿童参加音乐治疗师设计的儿童音乐治疗活动，却有可能达到一种不可替代的改善儿童问题的作用。

（1）带表演的歌唱。学习障碍儿童适合集体音乐治疗的表演唱活动。选择对话式的儿童歌曲，形成互动的愉快音乐氛围。在表演唱活动中可以提高儿童对自己的信心、对他人、对治疗师的接纳度以及加强注意力集中的能力等。

（2）小乐队训练。学习障碍儿童也适合集体音乐治疗的小乐队训练,可以安排乐队几个声部轮番演奏和问题偏重的儿童演奏打击乐等方式调动每位儿童的主动性,这样每位儿童都会比较自觉地听从治疗师的指挥,感受到合作的成功感,并且提高了儿童的注意力集中能力。

在小乐队训练中,治疗师要注意掌握乐曲演奏难度适中的问题,乐曲太难或太容易,都会影响儿童对演奏的兴趣导致注意力集中时间缩短。

（3）音乐律动训练。集体音乐治疗中的音乐律动训练也适合学习障碍儿童参加,在比较热烈的音乐中治疗师向儿童发出做各种动作的指令,强化儿童接受指令的反射速度,同时在治疗师带动儿童做动作后,鼓励儿童带动治疗师做自己现场即兴创作的动作,变被动为主动,提高儿童克服学习困难的主动性和信心。

除以上三种儿童音乐治疗活动外,治疗师还可以根据自己的治疗经验设计出更多的学习障碍儿童音乐治疗或称为音乐心理干预的活动。

（4）训练中的注意事项。在对学习障碍儿童的集体音乐治疗活动中,治疗师需会鉴别音乐治疗与音乐教育的区别,从活动内容上看似乎音乐治疗的手段都来自音乐教育内容,但两项活动的目的大不相同。

首先,儿童音乐治疗活动设计针对性比较强,它是直接针对儿童具体问题而设计的比较细化的音乐活动。其次,治疗师在治疗过程中要不断仔细观察儿童的表现,及时调整治疗活动,保持儿童在音乐治疗活动中积极主动的状态。其三,治疗前后治疗师的书面分析、评估也具有典型的治疗特点。这三点在音乐教育活动中或没有或不是主要教育目的。

我国幅员辽阔,人口众多,对学习障碍儿童开展音乐治疗将有很大的受众面。但目前国内普通幼儿园、学校对学习障碍儿童尚无开展音乐治疗的报道,更多的关注点还在选拔人才方面,而对学习障碍儿童的研究还有待于进一步深入。另外,部分学习障碍儿童的家长对带有"治疗"字眼的音乐活动也不是太能接受,这直接的原因是对音乐心理干预的认识还不够充分。由于音乐治疗是属于心理治疗范畴,因此在我国,心理治疗对于普通人的作用尚需有更加广泛的接纳度,才可能有具备在普通幼儿园、学校逐步接受、开展儿童音乐治疗或称为音乐心理干预的基础条件。

通过国外相关资料显示,还有许多类型的问题儿童和一些多重残疾儿童群体还没有机会参加国内的儿童音乐治疗训练,笔者希望随着国内儿童生活质量的不断提高,将有更多类型的特殊需要儿童在音乐治疗中获得快乐。

附录　《儿童音乐治疗测量手册》

北京新源西里小学儿童音乐治疗研究实验基地研制
（2008 试用版）

姓名：＿＿＿＿＿＿

＿＿年＿＿月＿＿日始
＿＿年＿＿月＿＿日止

表一

1. 儿童基本情况									
学校		制订人		制订时间		执行时间		共计时间	
姓名		性别		出生年月		民族		籍贯	
诊断单位			诊断结果				智商		
障碍原因									
病史					家族病史				
身体状况					兴趣爱好				
母亲孕期及分娩情况	孕期情况	异常现象	糖尿病（　） 先兆流产（　） 习惯流产（　） X光（　） 化学治疗（　） 风疹（　） 羊水多（　） 铅中毒（　） 其他：						
		妊娠反应	食用大量某种食物： 营养不良： 情绪状况：						
	新生儿状况		不足36周(9个月)(　) 不足2500千克(五斤)(　) 过产期(超过42周以上)(　) 贫血(　) 黄疸(　) 其他：						
	母亲分娩情况		无痛分娩(　) 产程时间长(　) 缺氧(　) 动用产钳(　) 吸引助产(　) 脑血管破裂(　) 剖腹产(　)						
	第几胎			有何兄弟姐妹					
生长发育史	项目	时间		说明					
	发音								
	说话								
	坐								
	爬								
	走								
	跑								
	认母								

2. 家庭及社区情况								

		主要成员	姓名	学历	年龄	工作单位	职务	月薪	嗜好	身体状况
家庭环境										
	居住条件	平房/楼房	（　）居室儿童独住/与（　）合住	家庭教育训练工具	康复设施（　　　）		录像机（　　　）			
					医疗设施（　　　）		电视机（　　　）			
					图书（　　　）		计算机（　　　）			
	家庭住址				电话		邮编			

社区环境	所属街道,居委会	
	服务行业	存车（　）　邮局（　）　医院（　）　修理业（　）　图书馆（　） 银行（　）　餐饮（　）　其他：
	商业	商店（　）　超市（　）　小卖部（　）　其他：
	医疗机构	
	休闲娱乐场所	健身器材（　）　游戏厅（　）　歌舞厅（　）　其他：
	公共交通路线	
	参与社区活动水平	需全力协助：
		需在指导下参与：
		需单项帮助：
		能独立在社区交往：

	3. 家长教育情况				
了解孩子程度	何时发现孩子智力问题		孩子由谁带大		
	上普通幼儿园几年		上普通小学几年		
	对孩子的期望				
	对孩子的主要教育方法				
观察孩子特点	是否偏食				
	语言是否障碍				
	动作是否协调				
	行为是否异常				
	情绪是否稳定				
教育方法	孩子任性时				
	孩子发脾气时				
	孩子不认真写作业				
	孩子不主动做家务				
	孩子不听大人话时				
	孩子说谎时				
	孩子私自拿家长钱				
家庭教育情况	家长教育孩子查阅哪些书刊				
	家长为孩子购置哪些书籍报刊				
	家长怎样辅导孩子读书				
	家长为孩子购置那些玩具				
	家长教育子女思想、观念、方法是否一致？不一致时怎样处理？				
	老人教育子女过多溺爱,父母怎么办？				
	家庭人际关系如何:很和睦（　）　一般（　）　冷漠（　）				
	家长和孩子的关系如何:尊重（　）　支持（　）　帮助（　）　歧视（　）　打击（　）　冷漠（　）				
	家庭中父母感情基础如何:很好（　）　一般（　）　离异（　）				
	家庭中父母对子女感情、态度如何:疼爱关心（　）　放任不管（　）				
	家庭中其他成员对孩子态度如何:关心帮助（　）　冷落、看不起（　）				
特殊需求	您对学校、老师的期望和要求				
	你认为当前孩子最需要解决的问题				
	您对训练有哪些建议				

4. 教师对儿童的情况分析					
爱好兴趣	1. 最爱吃什么		自理能力	1. 会穿脱简单衣服	5. 会洗脸
	2. 最爱玩什么			2. 能系衣扣	6. 能自己进餐
	3. 最爱做什么			3. 会穿脱便鞋	7. 独立入厕小便
	4. 最喜欢什么人			4. 会洗手	8. 独立入厕大便
行为表现	1. 动作异常	4. 自伤行为	情绪反应	1. 不满足时发脾气	4. 摔东西\扔东西
	2. 注意力不集中	5. 多动		2. 常哭、闹、笑	5. 爱生气
	3. 攻击行为	6. 其他		3. 极端恐惧	6. 其他
运动操作	1. 能独立行走	6. 会原地向前跳	语言现状	1. 口吃	6. 发音困难
	2. 会跑	7. 会拍球		2. 发音不清	7. 说话声小
	3. 能走平衡木	8. 会接球		3. 自言自语	8. 不爱讲话
	4. 会串珠	9. 会有节奏拍手		4. 固定声调	9. 其他
	5. 会拿笔写字			5. 鹦鹉学舌	
特殊需求	您对康复教育教师的期望和要求				
	您认为当前孩子最需要解决的问题				
	您对训练的建议				

表二

（注：表二、表三在前、中、后测中均会用到，需准备三套）

类别		内容	阶段： 日期：					备注
			3	2	1	0	得分	
儿童发展水平（一）	动作协调能力	能自然协调地走						
		能平地直线走 2 米						
		能自然协调地跑						
		能自然协调地跳						
		躲避明显障碍物，很少摔倒						
		模仿治疗师的拍手、挥手、握拳等						
		能准确地接、投球						
		会拉出和放好椅子，轻巧移动						
		会旋转门把手，安全地开关门						
		能跟治疗师走路并模仿一些基本动作（如立定、转圈）						
		能做广播体操						
		其他						
		小计（11 项，满分 33 分）					％	
	认知能力	能按要求静坐并听别人说话达 5 分钟以上						
		分辨以自己为中心的上下、前后、左右方位						
		能分辨 3 种以上的颜色						
		能认识 3 种以上形状						
		能说出 3 种以上气候现象						
		能说出昼夜特征						
		能说出 3 种以上小动物及特征						
		能说出 3 种以上水果名称						
		能连续数出 10 以内的数						
		能运用想象力主动与人谈论现实情景以外的事情						
		能认读并基本理解三、五句歌谣						
		其他						
		小计（11 项，满分 33 分）					％	
图表提示	3—表示完全能够达到要求。 2—表示基本达到要求。 1—表示基本不能达到要求。 0—表示完全不能达到要求。							

类别		内容	阶段： 日期：					备注
			3	2	1	0	得分	
儿童发展水平(二)	儿童打击乐器（双手分别打出简单节奏）	响板						
		沙锤						
		摇铃						
		铃圈						
		铃鼓						
		鱼蛙						
		三角铁						
		打棒						
		儿童架子鼓						
		其他						
		总计(9项,满分27分)					%	
	音条乐器（低音简单伴奏）	钟琴						
		铝板琴						
		木琴						
		音条						
	键盘乐器（单手弹简单旋律）	钢琴						
		电子琴						
		其他						
		总计(5项,满分15分)					%	
	音乐感受力	会唱简单儿歌						
		能模唱简单儿歌						
		能做简单歌表演						
		能按简单节奏拍手						
		能按简单节奏跺脚						
		能随快板音乐即兴跳舞						
		能随慢板音乐即兴跳舞						
		其他						
		总计(7项,满分21分)					%	
图表提示		3—表示完全能够达到要求。 2—表示基本达到要求。 1—表示基本不能达到要求。 0—表示完全不能达到要求。						

指标类别	指标内容	阶段：　　　　时间：									备注
		参与					抵触				
		3	2	1	0	得分	−1	−2	−3	得分	
儿童发展水平（三）	情绪 典型表情反应(哭、笑等)										
	目光接触										
	身体接触										
	语言交流										
	对快节奏音乐的反应										
	对慢节奏音乐的反应										
	对器乐演奏的反应										
	对歌曲的反应										
	对歌表演的反应										
	对音乐节奏律动的反应										
	其他										
	总计(10项,满分30分)					％				％	
	交往 能服从治疗师指令										
	能主动表达自己的愿望										
	有交流愿望										
	能用恰当的方式与别人沟通										
	有求助他人的愿望										
	其他										
	总计(5项,满分15分)					％				％	
图表提示	3—表示完全能够达到要求。　　　　　　−1—表示有时出现抵触。 2—表示基本达到要求。　　　　　　　　−2—表示经常出现抵触。 1—表示基本不能达到要求。　　　　　　−3—表示完全出现抵触。 0—表示完全不能达到要求。										

表三

儿童音乐治疗方案			年　月　日
测评 结果 综述			
问题 行为 分析	问题行为诱因	问题行为反应	问题行为后果
确定靶行为			
训练 目标	长期目标		
	短期目标	音乐治疗内	音乐治疗外

表四

（注：此表根据训练记录需重复印制，每次训练记录需有本次训练总结和下次训练目标）

每日日程（20 次治疗为一个疗程）				
日 期	时 间	训练方法	目标行为持续时间	目标行为频率

6

儿童音乐治疗师的基本条件

第一节　中国儿童音乐治疗师队伍的发展现状

一、培养儿童音乐治疗师的机制

1. 国外

如何成为一名称职的儿童音乐治疗师在国内尚是件不太简单的事。一些发达国家已经具有比较成熟的音乐治疗师培养机制和资格认证体系,并且具有比较广泛的音乐治疗师就业机会。许多儿童音乐治疗师在儿童康复机构和特殊教育学校等相关部门工作。与之相比,国内从儿童音乐治疗的培养到就业等许多方面尚处在初级发展阶段。

2. 国内

几年来,国内一些音乐院校和医学院校开设了音乐治疗专业本、专科和硕士研究生课程,专业教育水平在逐步提高,音乐治疗师队伍在逐步扩大,但尚无国家级别承认的音乐治疗师资格认证,音乐治疗师的安置问题无法得到妥善解决,造成音乐治疗师职业发展的不稳定性。

目前在国内儿童音乐治疗领域工作的部分音乐治疗师由于各种主、客观原因,很难长期坚持在儿童音乐治疗一线工作,专业归口等问题的不明确性使得音乐治疗师出现无归属单位接收的尴尬境地,一些有才能的儿童音乐治疗师因此而被迫改行,给中国儿童音乐治疗事业带来了缺憾,使中国的儿童音乐治疗发展还难以进入良性循环的轨道。此外,儿童音乐治疗工作的质量监控尚没有相应的制度作保证,儿童音乐治疗队伍水平的参差不齐问题也比较突出。于是大量的特殊需要儿童无法体验音乐治疗对他们的康复教育作用。

有人主张,以先进的美国音乐治疗师的发展模式为标准,发展中国音乐治疗师队伍,但目前存在许多暂时无法逾越的问题。首先从美国回来的师资人员本来就凤毛麟爪,再由于音乐治疗对象包含了广泛的各种人群,各种音乐治疗方法有较大的差别,涉及儿童音乐治疗的专门人才很难找到。也有许多有志之士曾打算赴美留学,但音乐治疗专业昂贵的学费等客观原因使大多数音乐治疗专业学生目前赴美学习音乐治疗成为一种"望洋兴叹"的奢求。

也有部分与音乐治疗相关的行业人士缺少对音乐治疗的深入研究及实践实验,就开始在本行业开展儿童音乐治疗活动,使音乐治疗水平的提高受到制约,影响了儿童音乐治疗事业的可持续发展速度。

二、培养中国儿童音乐治疗师队伍的可行性办法

笔者认为,根据国内音乐治疗的初级发展现实状况,儿童音乐治疗师既不可以坐以待毙,也不可以夜郎自大。首先确定自己是否真正喜欢特殊需要儿童康复教育事业,然后再确定自己是否对未知交叉学科领域有兴趣,之后还要在学习国际音乐治疗先进体系上下工夫。儿童音乐治疗师只有不断学习、不断实践,才能推动中国儿童音乐治疗事业的不断进步。

(一)儿童音乐治疗师的来源

1. 高等院校的音乐治疗专业资源

一些音乐院校和医学院校音乐治疗专业毕业生应该是儿童音乐治疗师队伍的骨干成员。音乐院校音乐治疗专业毕业生具备多学科交叉的知识基础,他们的音乐技能水平也普遍比较高。医学院校的音乐治疗毕业生在与治疗程序相关的方面学习比较充分。

但音乐院校和医学院校的音乐治疗毕业生都在教育方面学习不够,对音乐治疗与音乐教育的界定的认识不易清晰,在对儿童特点的把握上可能出现不足。

2. 特殊教育中的儿童音乐治疗师资源

一些儿童音乐教师,尤其是特殊教育中的音乐教师等具备成为儿童音乐治疗师的一定条件,在掌握儿童心理等方面以及音乐教育实践技能方面是其在开展儿童音乐治疗中的优势,并有机会面对大量特殊需要儿童治疗对象。但是目前普遍在特殊教育中的音乐或其他学科教师音乐的基本功以及教师、领导对交叉多学科的认识、理解等方面尚有参差不齐的一面。

纵观以上分析可以看出,由于国内尚无音乐治疗师的统一资格认证,目前各行业产生的儿童音乐治疗师各有优劣,当务之急的是需要相关行业的互补,才可能提高儿

童音乐治疗在国内的治疗规格,使儿童音乐治疗师队伍得以不断发展,并在发展中赢得更广泛的社会认可度,以期待音乐治疗为中国特殊需要儿童服务的机制早日走向成熟。

(二)各行业儿童音乐治疗师水平完善措施的探析

1. 音乐院校中的音乐治疗专业毕业生资源

我国音乐院校中的音乐治疗专业毕业生普遍具有比较娴熟的音乐技能,研究生学历以上的音乐治疗毕业生在交叉学科理论方面有相当的水平,但音乐院校音乐治疗毕业生进入儿童康复领域的人员并不多见。究其原因,有以下两方面:

一方面,由于我国人事制度对音乐治疗师职业的属性尚不够明确,给音乐治疗毕业生的分配带来了一些客观困难。一些民办儿童康复机构虽然欢迎儿童音乐治疗师加入,但由于大部分机构各方面条件较差,使音乐治疗专业毕业生难以长期坚持在儿童音乐治疗第一线。

另一方面,音乐院校的音乐治疗毕业生个人技术虽然有优势,但如对特殊教育方面的了解不够充分,也会直接影响治疗师在儿童音乐治疗中的把握能力和积极性。因此音乐治疗师需要了解儿童音乐教育、特殊儿童教育、儿童音乐治疗等相关学科的不同特点和规律,这是儿童音乐治疗内容中尤其需要重视的基础部分。

2. 医学院校中的音乐治疗专业毕业生资源

我国一些医学院校在最近几年也开始开设音乐治疗专业,陆续可以在一些民办特殊儿童康复机构和儿童医院康复科中看见医学院校音乐治疗专业毕业生的身影。

医学院校的音乐治疗专业毕业生在相关的医学理论及治疗师职业操守等方面都具有一定水平。大部分医学院校的音乐治疗毕业生工作都比较努力、踏实,对儿童音乐治疗中的每项操作流程都能较自觉地执行。

但是,目前从医学院校音乐治疗专业毕业生中产生的部分儿童音乐治疗师在个人音乐技能技巧上还需进一步下工夫提高,否则在长期的儿童音乐治疗过程中会因音乐技巧的不娴熟造成治疗方案、方法设计的困难,导致儿童音乐治疗深入发展受到影响。

3. 特殊教育系统中的儿童音乐治疗师资源

在我国特殊教育领域中,一些特殊儿童音乐教师也在兼任儿童音乐治疗师工作。由于在特殊教育机构中存在大量的治疗对象,20世纪80年代,就有音乐界人士将音乐治疗引进到特殊教育领域,之后特殊教育机构自身也开始了儿童音乐治疗的实践。

由于特殊儿童音乐教师长年在特殊需要儿童教育一线工作,具有丰富的教育儿童经验,在分析、判断、评估儿童方面具有较大的优势,因此具备兼任儿童音乐治疗师的一定条件。特殊儿童音乐教师不存在就职困难,机构中方方面面支持儿童音乐治疗的可能性也比较大,营造一个儿童音乐治疗环境并不是太困难。

尽管特殊儿童音乐教师兼任儿童音乐治疗师有许多优势,但是尚需付出相当大的主观努力。首先,音乐教师在特殊教育机构中很难有机会做专职儿童音乐治疗师,因此如何调节好音乐课程和音乐治疗之间的关系是儿童音乐治疗师需要克服的第一个困难。

其次,特殊儿童音乐教师还需加强对相关交叉学科理论的深入学习和对新知识领域的探索精神,其间,特殊儿童音乐教师兼任儿童音乐治疗师可能要比只担任特殊儿童音乐教师多耗费不少时间精力。

其三,特殊儿童音乐教师的音乐操作技术还需要进一步娴熟,从声乐的演唱方法到钢琴的即兴伴奏,再到音乐律动即兴设计都需再进一步细化提高,而且还有必要掌握一下其他乐器,例如吉他就在音乐治疗中非常具有应用价值。一系列的业务学习可能给音乐老师带来不小的压力,但这是一个养成"干中学,学中干"的习惯的过程,并不需要急于求成,况且教育、治疗二者并不矛盾。治疗师音乐操作技术的提高不仅满足了儿童音乐治疗的需要,而且还会直接作用于音乐课程水平的提高,可互为促进。

第二节 儿童音乐治疗师的基本技术

一、儿童音乐治疗师的基本技术特性

1. 全面性

本节阐述的内容是根据目前中国儿童音乐治疗师现状而提出的儿童音乐治疗师基本综合应用技术。各行业产生的音乐治疗师所掌握的关于儿童音乐治疗应用的理论和技术,都可能有自己的优势项目或弱势项目。治疗师们可充分发挥自己的优势项目,但也需尽量提高自己的弱势项目水平,才可能成为具有较全面基本技术的儿童音乐治疗师。

如果一位音乐治疗师暂时还无法全面掌握儿童音乐治疗应用技术,可以和另一位搭档的儿童音乐治疗师互相取长补短,共同形成较全面的儿童音乐治疗技术应用状态,并善于把各种音乐治疗应用技术有机地整合在儿童音乐治疗过程中。

2. "深"与"浅"的关系

表面看,儿童音乐治疗过程中应用的技术似乎比较浅显,实际上需要儿童音乐治疗师的操作具有较高的音乐技术基础才可能打动被治疗儿童。教育界常用"一碗水"与"一桶水"的关系比喻教师需要有厚重的知识底蕴(所谓"一桶水")才可能教给学生(所谓"一碗水")知识,这种比喻同样体现在儿童音乐治疗师的治疗过程中。

3. 即兴技术的产生基础

儿童音乐治疗师只有在掌握了必需的应用技术后,才有在治疗中即兴发挥的可能性,即"从必然王国进入自由王国"的过程。如果是一位优秀的音乐家(尤其是作曲家),这些音乐技术都算不了什么,但毕竟目前我国儿童音乐治疗队伍中的大部分成员尚未达到作曲家的音乐水平,因此治疗师有必要重视儿童音乐基本技术的学习和掌握。

二、儿童音乐教学法的原理

儿童音乐治疗与儿童音乐教育有许多共同之处,两个学科最大的差别在于音乐作用于儿童的普遍意义和音乐对特殊需要儿童的特殊意义。儿童音乐治疗师掌握儿童音乐教学法原理后,有助于准确地辨别出在儿童音乐治疗中音乐作用的特殊性以及与儿童音乐教育在宏观理念上的相关性。

1. 儿童音乐教学法的基本概念

(1) 教育目的:儿童音乐教学法体现了音乐教育本身运动、操作和实施的规律。儿童音乐教育通过教导、教养等多种手段使学生真正成为音乐的知音和主人,但不一定成为专业音乐工作者或音乐家。

(2) 教育理论基础:儿童音乐教学法的理论基础包括教育学、社会学、心理学、艺术学和生理学等学科。

(3) 教育种类:儿童音乐教学法对其教育的对象和教育的领域一定要有针对性。大致分为普通音乐教育和特殊音乐教育两类,其教学目的、方向、内容和方法都有所不同。

(4) 教育特点:儿童音乐教育必须保持其人类性和全民性,使教育对象成为音乐的接受者、欣赏者和参与者。

2. 音乐的本质与接受途径

音乐的本质是非概念性、无形性、时间性。音乐的接受途径有听觉、动觉、视觉、感觉、知觉。音乐教育包括三个层次:一层为掌握基本乐理知识;二层为用音乐知识分析、理解音乐审美价值;三层对音乐精神的领悟和创造。这是一个从感性到理性认识音乐的过程。

3. 音乐教学立意和执教的原则

(1) 立意的原则:音乐教学的立意原则是人本精神、自然真实、德育和美学统一、感性和理性结合、全面审美的教育。

（2）执教的原则：音乐教学的执教原则是审美性、直观性、模仿性、启发性、游戏性、原本性（元素性）、适应性（因材施教）、开发和创造性、互动性、循序渐进性等。

4. 音乐教学的内容

（1）五种音乐语言包括有调性（五声音阶、七声音阶、半音性）、无调性、非半音音律、非乐音、非声响。

（2）六种音乐类别包括民歌、艺术及创作歌曲、器乐、音乐艺术作品、现代音乐、流行音乐。

5. 音乐教学的目的

（1）音乐效能：从三个方面观察教育对象音乐效能的提高程度，它们是文化艺术修养、个人要求及素质、对国家和社会现实期待、需要的认识。

（2）音乐素质包括智力、情绪、精神运动学。

（3）教学目的种类可分为具体的、一般的、方向性的三类。

（4）音乐教学的主要措施包括先进理念、高质量教材、高标准师资。

6. 音乐教学的程序与条件

（1）教学程序：明确目的、细加分析客体、严密计划（备课、上课、总结）、机动反应、客观总结与评估。

（2）音乐教育条件：学习动力、学习条件、学习方法（模仿、创造、感受、效率）。

7. 儿童音乐教学方案的基本环节（一节课或一个知识点）

（1）教学目的设计：情感培养目标、音乐技能训练目标。

（2）教学重点分析：本方案内容中音乐技术难度的主要突破目标。

（3）教学难点分析：在教学重点突破目标中，难度的具体解决方法设计。

（4）教学过程中具体教学手段的四个环节：复习已学知识环节；转入新课学习环节；将新学知识设计到综合音乐活动巩固环节中；总结、布置作业环节。

（5）课后教师教学小结：对课上成功、失败的教学效果加以分析、总结。

（6）以上教师教案条目不变，编写时分为两种方式：一种称为"繁案"，即青年教师必须学会编写的教学程序细致到最大化的教案模式，它有助于教学经验的积累。在具备同类课程"繁案"的基础之后，可以开始编写"简案"。

三、声乐（歌唱）基础

1. 声乐形式在音乐中的地位

（1）声乐是一种最基本的、以人的嗓音表达感情的音乐形式。

（2）声乐形式由于添加了语言的辅助，使其比其他任何艺术形式都更容易被人接受和打动。

（3）声乐是最普及的一种音乐形式，但又由于它看不见、摸不着的特点又是最难掌握好的一种音乐形式。

本小节通过阐述训练合唱的全过程，实现儿童音乐治疗师可以从中掌握基本演唱常识和在儿童音乐治疗中的声乐用途。

2．合唱的起源简述

合唱的英文为"cantata"（康塔塔）最初是"为歌唱用的曲子"。从 17 世纪起，这一名称开始是指几个声部的合唱作品和带有器乐伴奏的大型室内乐作品。

3．合唱的功能

（1）合唱是一种集体歌唱形式，声乐技术在共性的要求上极为突出。经过一定的训练，每个成员都能在合唱集体中发挥出主动性和合作性。

（2）在充满感情的歌声中，可以训练合唱队员的敏捷性、准确性、灵活性和集体适应性。这些性能适合在儿童音乐治疗的集体和个别治疗中发挥作用。

（3）轻声、高位置的合唱基础唱法适合儿童音乐治疗师在治疗中与治疗对象交流时应用，此唱法在治疗中既可以在合唱中使用，也可以在独唱中使用，其发出的轻柔音色给儿童以温暖、安全的感觉效果，容易被儿童接受。而高难度的独唱方法由于其声音所具有的威力，反而不适于在儿童音乐治疗中应用。

4．训练合唱的基本内容

（1）普通合唱训练的第一步为组织、分声部、选曲目。在儿童音乐治疗中基本不存在多声部演唱，治疗师一般选用中声区演唱即可，儿童演唱歌曲一般也在中声区。在儿童音乐治疗中用中声区进行歌唱、说唱，比较贴近生活中说话的自然音区。

（2）声乐基本发声方法训练。

谱例 1   三度哼鸣练习

$$3/4 \text{ 慢速 } \quad 3\ 2\ 1\ |\ 3\ 2\ 1\ \|$$
$$\text{hm}$$

练习要点：在平缓的"闻花"、深呼吸的感觉中，闭口打开喉咙，通过鼻腔共鸣找到头腔共鸣，从而找到用高位置唱轻声的歌唱感觉。

谱例 2   五度闭、开口练习

$$▼ \quad ▼ \quad ▼ \qquad ▼ \quad ▼ \quad ▼$$

$$3/4\text{中速}\ \ 5\ 0\ \ 30\ \ 10\ \ |\ \ 50\ \ 30\ \ 10\ \ \|$$

$$\text{mi}\ \ \text{mi}\ \ \text{mi}\qquad \text{ma}\ \ \text{ma}\ \ \text{ma}$$

练习要点:此练习是用哼鸣练习带出的开、闭口顿音强化发声练习。演唱时气息要保持在腹腔,声音位置要保持在眉心以上。开、闭口发音时,喉咙在半打哈欠状态下统一保持"O"状,这样可防止闭口音(mi)过于挤、开口音(ma)过于散。绝大部分歌曲演唱中的吐字母音都包含在开、闭口发音中,因此掌握统一开、闭口音的发声方法十分重要。

以上两例发声练习可从中声区的音顺序级进上行练习。儿童音乐治疗师必须掌握基本歌唱发声方法,音乐治疗中的歌唱可能带歌词,也可能只用一个母音,但发声方法全部需要统一到轻声、高位置上。

作为有一定声乐基础的儿童音乐治疗师,通过以上两例发声练习就可以了解适合儿童音乐治疗中歌唱的方法类别;而没有接受过个别声乐训练的儿童音乐治疗师,单凭以上"纸上谈兵"可能还会找不到歌唱感觉。笔者建议儿童音乐治疗师还是需要有接受过声乐老师面对面个别辅导的经历。

(3)普通合唱的音量、音色、音准协调性的水平提高需要对演唱者的听觉和内心感觉的训练。音量、音色、音准体现了演唱者的控制能力,在这方面可以说是做的越细越好,因此仅仅掌握了基本发声方法还不能保证演唱者可以发出动人的歌声。

演唱者要培养自己具备较强辨别声音能力的听觉,保持声音始终在自己的控制中。气息的控制力是调节音量的关键,而音色的调节除气息平稳外,口腔保持正确发声方法状态也很重要。音准的控制则需要演唱者在气息、发声腔体、听觉三方面都严格按基本发声方法去反复练习才可能把握住。

音量、音色、音准的控制方法,既适用于普通合唱训练,也适用于儿童音乐治疗师演唱时的需要,其中音准是比较难把握的一项,许多演唱问题都在音准中显示出来,无论是儿童歌曲演唱,还是歌唱家演唱都可能在音准方面出现不同程度的问题。在普通合唱训练中,音准是比较花时间的练习内容。

培养个人演唱的音准控制力可从两方面入手:

其一,培养耳朵对音准的判断力;为此可以选择欣赏大量优秀音乐音像资料,并在其中辨别每部作品的音准水平,尤其练习辨别每部声乐作品的音准差异,曲目可以涉及古今中外各个层次的声乐作品。

其二,培养自己演唱时的听辨能力和演唱的调整能力,为此平时的强化练习和利用乐器演奏帮助找音准是有必要的,声音的控制力是需要一个"量变"到"质变"的练习过程。

可能有人认为儿童音乐治疗师的演唱能力不需要太专业的演唱标准,在儿童音乐治疗中使用的每种方法看似都在不太长的时间中转换到其他方法,但就在这不经意的转换中只有治疗师处理得比较细致,才会使被治疗儿童顺理成章地受到音乐的感受,这已经在一些优秀儿童音乐治疗案例中得到了充分的证实。

笔者见到过由于音乐治疗师的演唱水平欠佳而使被治疗儿童注意力无法集中到治疗师的现象。

(4)普通合唱还需要指挥训练合唱队员演唱时的多声部的均衡感,其中包括横向(单声部间)和纵向(多声部间)及合唱队员与伴奏的音量、音色、音准等的统一协调性,这方面还是需要训练演唱者的听觉辨别力。

由于儿童音乐治疗中没有多声部训练,儿童音乐治疗师演唱均衡感主要体现在四个方面,它们是:治疗师演唱与伴奏的调节;被治疗儿童对治疗师歌唱音量的适应程度;治疗师与儿童共同演唱或为儿童伴奏时的声音均衡感调节;治疗师或儿童随音响演唱时的声音调节。无疑,儿童音乐治疗师的听觉辨别力决定了自己演唱均衡感的调节能力。

(5)普通合唱还需要训练演唱者语气表达的准确性,其中包括逻辑重音及速度、表情记号等,这是为合唱进一步"润色"的过程。逻辑重音可以从歌词中找到,也有的逻辑重音通过歌词找不到,可能要通过深入分析作品的横、纵向音乐关系才可能找到。在合唱中训练对速度的控制也是具有一定难度的,一方面需要每位演唱者都具有一定的演唱功底,另一方面众多演唱者整齐划一的速度处理是需要指挥花些力气训练的。这里所说的"表情"不仅是指简单的面部表情,还指歌曲中音乐表情处理要求(快、慢、强、弱等),这在普通合唱中是较难训练的部分,通常需要反复强化,这方面的训练关键也是主要靠指挥的训练水平了。

通过以上对普通合唱语气表达内容的分析,对逻辑重音、速度、表情训练有了一个基本面的了解。儿童音乐治疗师在治疗中虽然没有合唱训练但也需要在演唱中具备语气表达能力。

儿童歌曲较简单,基本上可以通过歌词所表现出的语气找到句子的逻辑重音,但对于治疗对象,无法要求他演唱时带逻辑重音,全凭治疗师的演唱带动治疗对象演唱中带有逻辑重音。治疗师有时要用歌曲与被治疗儿童"对话",此时带逻辑重音的演唱才可能较清楚地体现出句子的语气和歌词内容。

治疗师在治疗中的演唱也要注意对速度的要求,但与普通合唱中的速度训练不一样,治疗师的演唱速度要与治疗对象的现场表现速度相吻合。

　　首先,治疗师要跟着儿童的表现速度走;当被治疗儿童产生了与外界合作的愿望后,儿童才可能跟着治疗师演唱速度演唱或律动。

　　演唱中的表情处理也极为重要。治疗师对音乐中的表情处理要在面部表情与歌曲表情两方面同时体现,这样歌曲对儿童才有感染力。要想带动儿童与治疗师同步表现歌曲内容,或将歌曲当做指令传达给儿童等,就需要儿童音乐治疗师在治疗中用比较夸张的表情来进行歌曲演唱。

　　(6)普通合唱的复调训练包括模仿与非模仿性等。复调练习可以从最容易被合唱队员接受的轮唱开始,许多复调作品需要相当难的演唱技巧,通过演唱复调合唱作品对提高合唱队员演唱的控制力十分有效,这方面的许多成功作品产生于西方早期音乐中。

　　儿童音乐治疗师可以采用复调训练的一些简单手法,其中"模仿"手法就是一种可以采用的较活泼的演唱形式。治疗师可以从多个角度利用模仿进行即兴演唱变化,例如可以是治疗师与儿童相互间的模仿、乐器与歌唱相互间的模仿,治疗师还可以只模仿歌曲中的某些节奏或旋律而改变其中的音高、旋律、节奏等即兴创作出新的变奏形式。

5. 合唱曲例浅析

　　在此通过简单分析几首不同风格的、比较经典的合唱曲例,启发儿童音乐治疗师演唱时对音乐不同风格表现力的认识。这些曲目不适合作为被治疗儿童演唱用曲,可作为了解各种歌曲风格提供给治疗师听赏、练习歌唱时参考。这些曲目的音乐风格都比较鲜明,表达了不同背景下的感情色彩。

　　这些合唱曲例或类似的作品虽然没有在此登出歌谱,但并不是太难找到,比如在中小学音乐课本、合唱曲集、音乐光盘或网络资源中等。但是仅仅了解几首作品还是远远不够的,儿童音乐治疗师脑海里积累的曲目越多,在治疗中即兴创作的音乐素材才可能越充分。

　　这里结合儿童音乐治疗师练习或应用而分析的合唱曲目,侧重点主要在旋律风格方面,其中烘托音乐风格的合唱和声可以借鉴到治疗师的器乐伴奏中,歌词经常可以放弃不用。

　　(1)欧洲古典浪漫时期经典作品,在此以勃拉姆斯作曲的三声部合唱《摇篮曲》为例,这是一首母亲唱给儿童的催眠曲。

　　欧洲文艺古典浪漫主义时期出现了许多首著名音乐家创作的摇篮曲,这些歌曲的风格都充满着温馨、舒缓的感觉,勃拉姆斯的《摇篮曲》是其中的一首。

　　这类抒情的旋律风格适合治疗师在治疗中用一个母音演唱(如哼鸣等)。抓住这类歌曲的风格,治疗师还可以在治疗中即兴创作出新的抒情旋律并用多次重复的手法。哼唱抒情旋律对稳定儿童的情绪或吸引儿童与治疗师交流等方面都有一定作用。

(2)中国近现代优秀儿童歌曲,在此以刘雪庵词、黄自曲的《踏雪寻梅》为例。这是一首中国早期的儿童歌曲,由于作品生动地体现出儿童活泼的形象,一直流传至今并编配有四部合唱形式。

这类歌曲节奏鲜明,适合儿童用小敲打乐器伴奏,治疗师也可以放弃歌词而采用一个开口母音(如"啦")演唱。活泼风格的儿童歌曲可以在儿童音乐治疗中提高儿童用小敲打乐器伴奏的兴趣,增进与他人合作的愿望。

(3)中国现代抒情合唱,在此以胡小石词、戴于吾曲的三声部合唱《铃兰》为例。戴于吾写有大量现代合唱,擅长运用丰富的和弦。本曲以其抒情的旋律和精致的和声将东北大兴安岭的一种野花描述得色彩斑斓。这首合唱曲已传唱多年。

儿童音乐治疗师通过进一步掌握中国抒情歌曲风格,在治疗中即兴创作出新的抒情歌唱音乐。

在儿童音乐治疗应用的歌曲中音乐形象的鲜明性十分重要,治疗师可采用成品,也可改编或创作新曲,关键在于治疗师把握音乐风格的能力要强,因此儿童音乐治疗师有必要积累听赏曲目,有条件可以亲自练习一些演唱曲目,增加自己的音乐表现力。

(4)流行歌曲合唱,在此以《昨天》为例。这是一首由西方著名流行歌曲改编的合唱曲,原曲由风靡一时的披头士乐队演唱,主要风格特点是多次出现切分等活泼节奏和变化音,和声变化也较丰富。

这首歌曲的表现手法在国内的儿童音乐治疗中较难使用,但在拓宽儿童音乐治疗师对歌曲艺术的理解力和表现力方面还是具有一定的听赏和参考价值。

儿童音乐治疗师从歌曲中理解音乐语言是比较可行的,理解得越深刻,越容易燃起其对音乐的热情,越可以增加在儿童音乐治疗中的即兴创作灵感。因此除以上介绍的几种歌曲风格外,治疗师还要了解更多歌曲种类,例如中外民歌、爵士乐等等。总之,儿童音乐治疗师需广泛地了解各种风格的歌曲。

四、键盘基础

(一)掌握键盘基础的必要性

键盘基础主要指钢琴等键盘乐器的演奏、编配基本技巧。其他键盘乐器,如电钢琴、电子琴、手风琴等都与钢琴有共通之处,掌握了钢琴演奏、编配基本技巧后,其他键盘乐器就不难掌握了。

　　儿童音乐治疗师除应具有相当程度的演唱技巧外,还应掌握键盘基本演奏、编配技术,因此治疗师在百忙中挤出一定的时间进行键盘基本功练习是必要的,否则治疗师设计的即兴伴奏可能演奏不出来。

　　在键盘乐器练习的同时,还需辅助学习相关的基本乐理、和声基础、伴奏编配等音乐基础理论知识。经过一系列相关学习之后,儿童音乐治疗师就可能逐步掌握钢琴等键盘乐器即兴伴奏的基本创作能力。

　　儿童音乐治疗师掌握钢琴即兴伴奏的基本创作能力,其用途在于:

　　一方面,可以在儿童音乐治疗中将已有的音乐在键盘上变化使用,也可以为即兴创作的新旋律进行伴奏编配,力争使即兴创作的作品形象丰满。

　　另一方面,儿童音乐治疗师的钢琴即兴创作能力在治疗中组织儿童开展简易乐器合奏以及"说—唱—动—奏"综合训练时也可以得到充分发挥。治疗师可以用较合理的简单和弦、节奏等编配技法分配儿童在简易乐器合奏或伴奏中分别完成各自的声部,随即可能会出现较和谐的多声部合奏的音响效果。

(二)和弦配置

　　键盘乐器即兴伴奏内容主要体现在和弦的配置上,治疗师对和弦配置的基本掌握对于学习其他乐器也会有所帮助,例如演奏吉他等。但并不是编配和弦越复杂,越有音乐效果,因为:

　　(1)儿童音乐主要体现的是一种单纯、活泼的风格。编配复杂、沉重的伴奏和声不太符合儿童的特性,儿童也较难接受。

　　(2)伴奏编配得太复杂,治疗师在即兴演奏中也"忙"不过来。如治疗师在演奏中技术不胜任,直接影响儿童对音乐的接受程度和音乐治疗效果。

　　虽然儿童音乐需要配置偏简单的钢琴伴奏,但绝不可以根据儿童音乐治疗师的演奏水平"放任自流"。各种个性化的和声配置应该在掌握了传统和声基础之后才可以使用。

　　笔者认为,就目前国内儿童音乐治疗现状,对传统和弦的运用尚无达到得心应手的地步,有必要进一步掌握规范化和弦发展传统规律,附以辅助学习的资料等。

　　普遍应用的和弦(三个音、四个音等)由三度音叠置构成。

1. 常用和弦

　　(1)三和弦的排列:原位、第一转位、第二转位。在乐谱上的表示方法中,以大调

"Ⅰ"级和弦为例:原位Ⅰ=1 3 5(称为一级和弦);第一转位Ⅰ₆=3 5 1(称为一级六和弦);第二转位Ⅰ₄⁶=5 1 3(称为一级四六和弦)。

(2) 七和弦的排列

七和弦可以排列为原位、第一转位、第二转位、第三转位。在乐谱上表示方法中,用大调"Ⅴ"级和弦为例:原位Ⅴ₇=5 7 2 4(称为属七和弦);

第一转位Ⅴ₅⁶=7 2 4 5(称为属五六和弦);第二转位Ⅴ₃⁴=2 4 5 7(称为属三四和弦);第三转位Ⅴ₂=4 5 7 2(称为属二和弦)。

2. 主三和弦

(1) Ⅰ级主和弦

Ⅰ级主和弦(大调原位为:1 3 5;小调原位为:6 1 3)属于主功能组用"T"表示,"T"主功能组还包括副三和弦Ⅲ、Ⅵ级和弦。

(2) Ⅳ级下属和弦

Ⅳ级下属和弦(大调原位为:4 6 1;小调原位为:2 4 6)属于下属功能组用"S"表示,"S"下属功能组还包括副三和弦Ⅱ、Ⅵ级和弦。

(3) Ⅴ级属和弦

Ⅴ级属和弦(大调原位为:5 7 2;小调原位为:3 ♯5 7)属于属功能组用"D"表示,"D"属功能组还包括副三和弦Ⅲ、Ⅶ级和弦。

常用属和弦中还有属七和弦Ⅴ₇(大调原位为:5 7 2 4;小调原位为:3 ♯5 7 2)。

以上列出的主三和弦"Ⅰ"、"Ⅳ"、"Ⅴ"及"Ⅴ₇"和弦是在儿童音乐中使用最多的基本和弦。

主三和弦的使用有其基本的运用规律,熟练掌握主三和弦运用规律才可能键盘乐器的伴奏编配流畅。通常编配的难度不在于和弦花样有多少,而在于能够用精练、简单的和弦变化配出恰到好处的和弦效果,演奏者要时刻记住伴奏的和弦编配效果应服务于音乐形象。

当演奏者的主三和弦已经运用得较熟练后,可以在编配中适当加些同功能组的副三和弦替代主三和弦的配置,但是副三和弦通常不可以出现在乐曲的开始或结尾,以避免调式不鲜明的现象出现。

如果有可能分析一些带钢琴伴奏的、较简单的儿歌谱例,也会给编配伴奏带来极大的启发和帮助。治疗师还可以在练习的钢琴曲中分析其伴奏功能特点。一些传统的初、中级钢琴练习曲的编配比较经典,值得借鉴。

3. 和弦连接的四条一般原则

（1）连接法种类：

① 尽量用"和声连接法"，即尽量保留两和弦的共同音。

例一：大调式（T）主和弦"Ⅰ"级原位＝１３５和（S）下属和弦"Ⅳ$_4^6$"级第二转位＝１４６之间出现了共同音"1"。

例二：大调式（T）主和弦"Ⅰ"级原位＝１３５和（D）属和弦"Ⅴ$_6$"级第一转位＝７２５之间出现了共同音"5"。

小调式虽然具体音与大调式不一样，但相同功能组、级数的和弦同样会出现相同位置的共同音。

"和弦连接法"在即兴伴奏编配中应用价值比较高的原因在于：一方面，音响效果比较和谐，符合儿童音乐治疗中的音乐氛围需要；另一方面，儿童音乐治疗师在演奏中手指移动距离小，相对容易弹奏。

② 除"和声连接法"外，还有一种连接法为"旋律连接法"。此连接法的特点为两和弦之间没有共同音。有些和弦之间根本没有共同音，只能采用"旋律连接法"，例如：（S）下属和弦Ⅳ级到（D）属和弦Ⅴ级之间就没有共同音。

（2）和声倒置。（D）属功能组和弦后面通常不允许和声倒置接（S）下属功能组和弦。例如，（D）Ⅴ级和弦后面不能接（S）Ⅳ级和弦。此法属于十分传统的一类，许多音乐工作者已不再顾及此法则而尽情发挥自己的个性化和弦配置。但在儿童音乐治疗中使用的音乐以"和谐"为目的，这种传统和弦配置法则还可以继续沿用，由于治疗师在儿童音乐治疗中尤其要注意音乐不可以太"刺激"，它与音乐人运用音乐的目的是不尽相同的。

在对中国特殊需要儿童开展的音乐治疗活动中，治疗师需不断掌握容易获得儿童的认可的音乐风格，不可能完全照搬西方儿童音乐治疗曲目风格。

笔者在儿童音乐治疗实践实验中发现，大部分中国儿童还是比较接受五声调式风格的曲目，这类乐曲的伴奏和声编配完全可以遵守传统和弦配置法则进行。即便是七声调式曲目，只要遵守传统和弦配置法则，也会出现比较柔和的音响效果。

（3）和弦外音。伴奏和弦配置中允许有和弦外音存在。为旋律配置的伴奏和弦不可能照顾到旋律中的每一个音，因此出现了不太主要的音可能是和弦外音现象。

一般根据旋律乐句的开始音决定选用什么性质的和弦，一小节内尽量不换和弦，一个乐句内尽量少换和弦；在高潮处或结尾处和弦变化稍多些，其他部分为保持平稳少换和弦。鉴于这种编配方法，旋律中出现和弦外音就不奇怪了。配和弦时应注意，一小节内一般和弦外音尽量不多于和弦内音。

（4）旋律开始和结束时的和弦配置规律。旋律开始、结束时一般用（T）主和弦Ⅰ级显示调性。结束时的（T）主和弦Ⅰ级前尽量用（D）属和弦Ⅴ级或属七和弦 V_7 显示不稳定到稳定的主和弦倾向性音响效果。

常用的和声进行框架：$T—S—T_4^6—D—D_7—T$

在熟练运用了主三和弦（T）Ⅰ、（S）Ⅳ、（D）Ⅴ级和弦的基础上，还可以根据旋律中间的变化穿插使用各功能组的副三和弦。

（三）即兴伴奏编配常识

1. 三种基本伴奏和弦音型

当为旋律选定伴奏和弦功能之后，接着要确定伴奏和弦音型。伴奏和弦音型也可称为伴奏织体设计。

这里选取了儿童歌曲较常用的、较容易掌握的三种基本伴奏和弦音型，不仅仅希望儿童音乐治疗师在编配时照搬使用，还希望启发演奏者编配出更多的伴奏音型并运用到键盘即兴创作中。

演奏者可以通过相关渠道找到许多参考借鉴谱例。但在儿童音乐治疗中要尽量选择那些简洁的伴奏和弦音型，一方面是因为与儿童音乐风格一致，另一方面演奏起来也不会被技术难度所困扰，保证了治疗音乐的流畅性（对于高水准的演奏者就可另当别论了）。

（1）三个和弦音同时出现一般称为立柱式和弦音型，它适用于坚定、有力的进行曲风格。

（2）琶音型分解和弦分为远、近距离琶音两种。

① 近距离琶音适用于流畅的旋律，在儿童歌曲中运用比较普遍，也比较容易掌握。

例一：1 5　3 5

例二：1 3 5　等

演奏时需注意变化和弦级数的设计细节，防止全曲用一种和弦效果太单调（建议参考《拜耳》、《大汤姆森钢琴曲集》中近距离琶音的编配方法）。

② 远距离琶音适用于抒情性较强的旋律，此种演奏方式发挥了钢琴的优美音色。成人和儿童抒情作品都适合在伴奏中使用远距离琶音，但演奏难度相对于近距离琶音要多一些，在儿童音乐治疗的即兴伴奏创作中不宜大量使用。另一个不适合多使用的原因是由于远距离琶音使用的音域比较宽，容易出现偏重的音响效果，更适合成人作品使用。

（3）半分解和弦音型也分为远距离型和近距离型两种。

① 近距离半分解和弦音型适用于欢快、活泼的旋律，由于儿童音乐中活泼风格占主导地位，因此近距离半分解和弦音型十分适合儿童歌曲的伴奏，

$$
\left[
\begin{array}{l}
\text{用大调 I 级和弦举例：} \quad 5 \qquad 5 \\[4pt]
\qquad\qquad\qquad\qquad\underline{1\ 3}\ \ \underline{5\ 3}\\[-2pt]
\qquad\qquad\qquad\qquad\qquad\ \ \cdot
\end{array}
\right]
$$

但由于半分解和弦有跳动，尤其在变换和弦时，存在一定的演奏难度，建议在使用半分解和弦音型时可与琶音型混合使用，这样既可以使伴奏具有欢快、平稳对比，也使演奏者不会因始终用半分解和弦音型伴奏而可能出现手指"紧张"状态。

② 远距离半分解和弦音型适用于较有气魄的旋律，尤其适用在颂歌型的音乐中。远距离半分解和弦音型在成人作品中比较常用，儿童作品中的最高潮处可以少量使用一下，但如果演奏技术达不到，勉强弹奏反而破坏了音乐的完整性。

以上三种即兴伴奏和弦音型都可以根据演奏者的水平由浅至深有多种伴奏音型交叉发展。

2. 练习编配即兴伴奏的三个步骤

为在儿童音乐治疗中自如地编配即兴伴奏，需要进行一定量的书写设计伴奏练习过程，选择几个不同风格的儿童歌曲，用书写设计过程熟练掌握编配程序，再结合演奏练习后，就可以逐步过渡到不用书写直接按编配程序现场即兴编配伴奏了。以下是编配的三个步骤：

（1）编配步骤一。分析作品内容、情绪及体裁。为掌握分析作品规律要学习一些有关曲式方面的书籍。

掌握儿童歌曲的曲式结构规律并不是太难，但分析作品要一步步进行，大致需要分析的内容有曲目名称、作者背景、情绪要求、歌词内容、体裁种类等等，然后根据作品风格，初步确定伴奏基本风格。

（2）编配步骤二。分析旋律，明确调和调式，结合曲式设定伴奏具体和声功能级数，分析作品旋律线的走向特点、找出全曲的高潮位置、调、调式、调性。

根据旋律内容开始在乐谱旋律下方写出设定的和声功能标记，关于如何设定和弦可参照前面"和弦连接"部分的内容，和弦功能标记用"T"、"S"、"D"和"D_7"表示。

（3）编配步骤三。选择适当的伴奏和弦音型，设计整体布局。如治疗师边弹边唱可任意选择带旋律伴奏（右手弹旋律、左手弹伴奏）和不带旋律伴奏（双手弹伴奏、不弹旋律）两种手法。

这部分内容进入到编配的最后阶段，在已经划定的功能标记下面进行具体的伴

奏和弦音型设计书写,具体伴奏和弦音型设计书写可参照前面"三个基本伴奏和弦音型"部分的内容。伴奏编配书写练习的全部步骤以下面儿歌《小星星》的第一小节举例:

```
1＝C  2/4  中速
原谱          1    1    5    5
             小    小    星    星

伴奏和弦功能   T

伴奏和弦音型  1 5  3 5  1 5  3 5

伴奏和弦级数   I
```

编配伴奏三个步骤的书写练习要与弹奏练习同时进行,这是即兴编配伴奏前的必要练习,书写练习曲目要尝试选择尽量多的不同风格儿童曲目。

当三个步骤的书写练习熟练掌握之后,可依次逐步取消第三步骤的书写,和弦音型只在脑中设定即可。之后,第二部分设定和弦功能也可取消书写,只在脑中设定,直至完全取消书写编配三步骤,真正达到分析完旋律直接到键盘上即兴创作伴奏。

3. 多种简单伴奏和弦音型的应用范围

(1) 进行曲类作品的伴奏强调力度支持,多用主三和弦(Ⅰ、Ⅳ、Ⅴ),注意用"完满式终止",更换和弦的频率不宜过快,适宜用立柱式和弦。

(2) 颂歌类作品的伴奏常用稳重、矜持的和弦衬托或较慢的节奏音型,用中低音区强奏。颂歌体裁多在成人歌曲中出现,适宜用远距离琶音或远距离半分解和弦等。

(3) 轻快类作品在少年儿童歌曲中数量较大,和声使用上切忌繁杂,可相邻几小节用同一和弦。为突出活泼音型效果,常常采用富于弹性和某种舞曲体裁特征的节奏音型,可采用近距离琶音分解和弦或近距离半分解和弦等。

(4) 抒情性强的作品常用连奏的分解和弦,流动的弱奏把旋律衬托得生动、优美,可用远距离或近距离琶音等。

4. 练习编配即兴伴奏程序

(1) 练习编配即兴伴奏的基本书写程序:

① 照抄:歌曲名称;词、曲作者;调性;拍号;情绪要求;旋律;歌词等。

② 在旋律下方设定对应的伴奏和弦功能(T、S、D、D_7)。

③ 在伴奏和弦功能下方编配对应的伴奏和弦音型。

④ 在伴奏和弦音型下方标出伴奏和弦级数（标出原位或转位标记）。

⑤ 在旋律中找出和弦外音并标出（标记方法为在和弦外音符上方添加"＋"记号）。

当书写练习熟练后，便可从第⑤步开始依次取消书写练习，直至全部取消书写练习，实现新乐谱拿来或自创旋律靠思考的五步直接在钢琴上即兴创作伴奏的儿童音乐治疗师键盘演奏技术。

（2）根据普通音乐作品的需要，还要考虑编配好烘托音乐形象的前奏、间奏、后奏，但在儿童音乐治疗使用的音乐中被弱化。如果治疗师认为不影响儿童注意力集中，可以在音乐中适当加进前奏、间奏、后奏处理。

五、合唱指挥基础

（一）合唱指挥基础的作用

由于被治疗儿童常常注意力不容易集中到治疗师的要求中来，此刻儿童音乐治疗师吸引儿童的办法只能靠自身音乐表演的吸引力和号召力。

在与儿童合作演唱、演奏时，治疗师指挥手势是否精准决定了儿童与治疗师音乐合作的效果，因此儿童音乐治疗师有必要掌握合唱指挥基础中的方法要领。虽然儿童音乐治疗师不是在训练普通合唱团，但正确的指挥手势对被治疗儿童的号召力具有举足轻重的作用。

合唱指挥是普通集体音乐活动中的重要组织者，而合唱练习也不仅仅用于普通音乐课中，它可以在多种集体活动中发挥作用。

在音乐治疗中，合唱是集体治疗的重要手段之一，它可以通过合唱中的节奏、旋律训练治疗对象的反应能力、沟通能力、认知能力等。但在儿童音乐治疗中合唱训练不太多见，合唱指挥手势更多地用在个别或集体治疗中以启发儿童。在启发儿童参与唱歌、律动、演奏以及说歌谣等活动中指挥手势起到正确引导节奏作用。

（二）合唱指挥基本规则

在儿童音乐治疗中的指挥技术主要体现在向儿童近距离显示的手势上，而不太可能像普通合唱训练时的指挥模式。但儿童音乐治疗师仍有必要学习比较规范的指挥常识，之后才可能根据儿童音乐治疗具体情况灵活发挥。

1. 指挥的基本姿势

指挥的身体姿势要挺拔、不要晃动；肩要放松；手腕与肩平行；双臂同肩的宽度；手为拍球状；双手是上下晃动，不是左右摆动；双臂上下摆动幅度为肩、腰之间（假设一条水平线在腰部;手掌拍至水平线有明确击拍点之后反弹至肩);中指为中心;两脚位置为外"八"字。

指挥者首先自己要小心谨慎,然后才能要求合唱者。学习指挥首先通过基本拍的练习掌握拍点和反弹的感觉。(以下图示都为右手,左手为对称方向)基本拍图示:

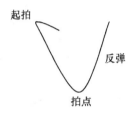

2. 指挥的基本表情

指挥需要将歌曲的表情处理灵活地体现在自己的面目表情上,将自信的目光传达给演唱者,用夸张的默声口形提示歌词给演唱者,夸张口形对聋儿还有启发"唇语"的作用。

3. 指挥的基本听力

指挥的听觉分辨率要敏感,瞬间能辨别出演唱者的错误。指挥要具备对旋律、和声、节奏等不间断地互有联系的听力。

(二)常见拍子的指挥图示

1. 单拍子

单拍子是由一个强拍和一两个弱拍组成,如 2/4、2/2、3/4 拍等,每种拍子都可以有软指和硬指两种挥法。

(1) 2/4 拍图示:

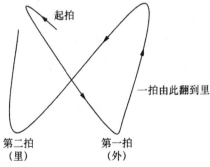

2/4 拍练习软指可用谱例:《歌唱二小放牛郎》等抒情风格类作品。2/4 拍练习硬

指可用谱例:《踏雪寻梅》等活泼风格类作品。

（2）2/2 拍图示与 2/4 拍图示相同,2/2 拍在儿歌中比较少见。

（3）3/4 拍图示:

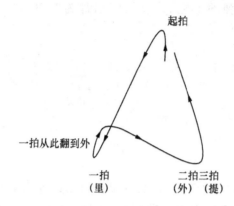

3/4 拍练习可用谱例:《小白船》等圆舞曲风格类作品。

2. 复拍子

复拍子是由一个强拍、若干个次强拍和若干个弱拍组成,如:4/4、6/8、9/8 等

（1）4/4 拍图示:

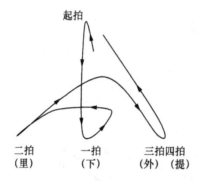

4/4 拍练习可用谱例:《共产儿童团歌》等进行曲风格类作品。

（2）6/8 拍图示的简单划法可用 2/4 拍图示,将三拍划到一拍里,6/8 拍在儿歌中比较少见。

（3）9/8 拍图示的简单划法可用 3/4 拍图示,将三拍划到一拍里,9/8 拍在儿歌中比较少见。

（三）其他指挥要素

1. 起拍

起拍需要有一个提前提示歌曲开始的手势，也就是常说的"准备拍"，例如用前奏最后一小节的最后一拍（弱拍）作为第一拍（强拍）开始前的起拍。

这里用指挥 2/4 拍歌曲举例：在开始挥第一拍（强拍）图示前，为提示演唱者或演奏者，还要挥前一小节最后一拍（弱拍）作为起拍，之后进入第一拍开始演唱（请留意在前面"常用拍子划拍图示"中都在起拍处画出了准备拍图示）。

2. 收拍

提示音乐结束的收拍手势种类比较多。在儿童音乐治疗中使用的收拍主要目的是要让儿童看得清楚，因此不需要做夸张、太大手势，只要提示拍子准确就可以了。

收拍也要在结束拍的前一拍给出提示手势，可以双手做收拍手势，也可以只用一只手。

这里用 2/4 拍歌曲最后一小节为例，介绍一种较容易掌握的收拍（如图）：第一拍上提，提示准备结束；第二拍收拍结束（手指类似于系扣）。

图示：

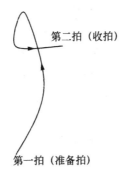

第二拍（收拍）

第一拍（准备拍）

3. 正拍起和弱起

正拍起是指第一拍（强拍）为起拍，前一拍（弱拍）为准备拍。弱拍开始的乐曲，准备拍为强拍或次强拍。

4. 分手指挥的作用

明确了双手指挥统一协调之后，有必要掌握一点双手分担不同任务的分手指挥练习。在儿童音乐治疗中分手指挥使用的场合比较多，治疗师可以一只手指挥基本拍子，另一只手为儿童做其他各种补充提示。治疗师了解和掌握以下普通合唱指挥的分手基本内容后，再在儿童音乐治疗中即兴运用分手指挥手段。

（1）前奏。在普通合唱作品中,除无伴奏合唱外,一般都有前奏部分。前奏开始前,指挥要用双手静止的指挥状态提示合唱队员做好演唱准备,之后一只手放下或静止不动,另一只手提示伴奏开始演奏前奏,前奏结束的最后一拍时双手共同抬起,作为演唱的准备拍提示演唱者开始演唱。

儿童音乐治疗中歌、乐曲加前奏的机会较少。

（2）间奏。普通合唱间奏部分除没有开始前奏前双手静止状态外,其他分手指挥方法与前奏挥法相同。

儿童音乐治疗中,当儿童参加表演一段歌、乐曲过后为缓冲一下情绪可以加间奏。

（3）长音。用一只手挥基本拍子图示,另只手抬起成静止状态,在长音的最后一拍时双手共同抬起,将长音最后一拍作为演唱下一乐句的准备拍,提示演唱者继续演唱。

儿童音乐治疗中唱歌出现长音时,治疗师提示儿童的手势非常重要。

（4）艺术处理要求。分手指挥在艺术处理中也是一只手打基本拍图示,另一只手可做艺术处理手势。在普通合唱指挥中最常用的分手艺术处理为渐强、渐弱等,多数艺术处理分手做都有一定难度。

5. 艺术表现基本手法

本文为结合在儿童音乐治疗中的应用价值,介绍的指挥手法都是比较简单的种类,笔者建议治疗师如有机会最好做些普通指挥实践练习活动,然后再到儿童音乐治疗中应用指挥手段,这样比较容易达到自如程度。

（1）力度:普通合唱指挥的强处理一般是手臂高度在肩部以上晃动,如果表现渐强,手臂则从腰部开始由窄到宽徐徐抬起。普通合唱指挥的弱处理一般是手臂高度保持在腰部晃动,如果表现渐弱,手臂则从腰部前方开始由宽到窄渐渐收缩到腰部。

（2）速度:普通合唱指挥的快速处理可以用“合拍”的办法,例如 4/4 拍歌曲快速的指挥方法可将两拍并作一拍,将图示挥成 2/4 拍。普通合唱指挥的慢速处理可以用“分拍”的办法,例如 2/4 拍歌曲慢速的指挥方法可将一拍分成两拍,将图示挥成 4/4 拍。

（3）刚、柔:普通合唱指挥的“刚”的手势处理就是前面曾提到的“硬指”,主要体现在手势从拍点的反弹要快。

反之“柔”的指挥方法是前面曾提到的“软指”,主要体现在手势从拍点的反弹要圆滑,不要尖锐。

（4）跳音和连音:普通合唱指挥的“跳音”手势处理主要体现在手臂上下晃动幅度要偏小,拍点反弹要快。

“连音”的指挥手势分两种:一种表现为“圆滑线”,双手手势更注重在胸前左右拉开,上下晃动幅度要小。另一种表现为"多拍一音"或"多拍一字",用分手处理,一只手挥基本拍子图示,另一只手停在"一个音"或"多拍一字"上,待"一个音"或"一个字"拍子结束后又恢复双手合手继续后面歌曲部分的指挥。

(四)普通合唱指挥的基本工作程序

1. 研读总谱

研读总谱第一步是分析歌词内容,熟悉音乐及查找词曲作者背景资料。其次分析音乐和音乐理论,包括曲式(题材、体裁等)、主题、调式、调性、拍号、节奏型、速度、力度、表情标记、旋律的流动特点及高潮点等等。

2. 制定排练日程

(1)根据合唱队员的音域分声部,原则上队员能力强可分为四声部(男高、低声部,女高、低声部),能力一般的可分为两声部(男女高声部,男女低声部)。

(2)分部练习,培养各声部骨干,安排座次。

(3)两声部练习,分段练,合练。

(4)提出音准、音色、吐字要求。

(5)提出艺术处理要求。

(6)预演,正式演出。

以上就普通合唱指挥的基本工作程序做了一个最简单的介绍,许多内容似乎在儿童音乐治疗中用处不大,但笔者认为如不了解普通合唱指挥的诸多方法、手段,也无法在儿童音乐治疗中将指挥手段运用自如。治疗师用指挥手势提示儿童参与,可以对治疗儿童有更多吸引力、号召力,也可以对音乐作品有更深的理解力、控制力。

对轻度障碍问题的特殊需要儿童做集体音乐治疗,合唱指挥手段可能发挥的作用更大一些。这些儿童有可能有能力齐唱或进行简单乐器合奏等。在个别儿童音乐治疗中,指挥技术主要用在准确提示儿童参与演唱或演奏的功能上。

治疗师诸多的技术细节构成决定了儿童音乐治疗师对特殊需要儿童的感染力,乃至决定了儿童音乐治疗可能出现疗效的重要因素。

六、儿童歌曲的写作基础

(一)儿童歌曲写作的作用

1. 歌曲在普通儿童音乐中的作用

歌曲这一音乐体裁的特点是将诗和音乐有机地结合在一起,通过人声表达各种生活感受。因此,为了增强音乐对儿童的感染力,作曲家如能发挥创作儿童歌曲的能力,就可使更多身边的事融进音乐中,使音乐更加贴近生活、更加鲜活。

许多现代音乐教学法都比较注重即兴创作的作用,如奥尔夫音乐教学法等。

2. 歌曲写作基本技巧在儿童音乐治疗中的作用

(1) 在儿童音乐治疗中,由于个体差异较大,即兴"说、唱、动、奏"的方法更加发挥出它对个性化治疗的优势。儿童音乐治疗中的即兴疗法一般都是由即兴"说"或"唱"开始之后再发展"动"或"奏"形式的。

美国著名儿童音乐治疗大师、纽约州立大学的诺道夫和罗宾斯两位教授创立的"创造式音乐治疗"流派采用了大量即兴"唱"、"奏"手法,受到广大被治疗儿童的欢迎,很好地体现出了儿童音乐治疗的成功效果。因此作为儿童音乐治疗师,掌握儿童歌曲的写作基本技术十分必要。

(2) 儿童音乐治疗师对儿童歌曲(文学语言韵律和音乐语言韵律)写作的掌握,可以提高创作简单旋律的能力。

简单乐曲基本由两部分组成,即旋律和和声配置,其中旋律可以从歌曲写作发展而来,和声配置可以从前面介绍的键盘基础编配而来。当儿童音乐治疗师掌握了简单乐曲创作规律,再提高儿童音乐治疗中的即兴创作乐曲能力就不是太难了。

一些优秀的国际儿童音乐治疗师在治疗中结合儿童的现场反应,大量采用即兴创作音乐的手法,在改善儿童障碍问题中具有较成功的效果。

在如何掌握即兴创作音乐的问题上,笔者体会到需要具备钢琴伴奏配置和歌曲写作基本技术两方面的能力。

(二)儿童歌曲写作前的准备工作

为在儿童音乐治疗中即兴创作歌曲,要进行以下一系列的儿童歌曲创作书写练习:

(1) 查阅、聆听不同历史时期所产生的大量歌曲资料(尤其注意查阅儿童歌曲部分)。

(2) 掌握不同时期中外儿童歌曲的主要表现特点及基本表现手法。

(3) 搜集或创作自己喜爱的歌词。大量优秀的儿童歌曲显示,儿童歌曲中的歌词常常是从充满童趣的儿童歌谣演变来的,因此在儿童音乐训练中,经常采用先按节奏说歌词(歌谣),然后再在固定节奏的歌词上加歌曲曲调的训练形式。这种方法既锻炼了儿童的反应,又能引起儿童的兴趣。

（三）儿童歌曲写作的基本规则

1．通览歌词

根据词意整体构思、确定曲调风格和歌曲体裁（舞曲、叙事曲、队列曲、抒情曲等）。

2．两种作曲方法

一种是根据选定的歌词特点首先将歌词节拍初步划分、固定下来，再创作曲调；另一种是根据选定出的曲调特点，后填歌词。

3．三种调式选择

（1）明亮的大调式。

（2）柔美的小调式。

（3）中国传统的"宫、商、角、徵、羽"五声调式等。

4．旋律和乐句的构成

（1）旋律（即曲调）是由音高和节奏结合而成的。旋律的进行方向一般根据歌词的抑扬顿挫变化，基本手法有重复、级进、跳进等。

（2）旋律连接的最小单位为乐节，根据歌词结构又由若干乐节组成几组乐句，几组乐句构成一个乐段。可先设计出主题乐句。

5．旋律发展手法

（1）旋律重复（原样、变化、模进）。

（2）节奏重复（旋律可以有变化）。

（3）旋律的扩大和收缩等。

6．常用歌曲曲式简介

（1）完整的儿童歌曲通常是由几个乐句组成的一个乐段构成的。在"起"、"承"、"转"、"合"的方整四句乐段和非方整四句乐段中，两大句式结构较常用，如 A 段＋B 段＋A 段＋C 段即第一乐句和第三乐句相同，第二乐句和第四乐句不同等。儿童歌曲的一个乐句两小节或四小节不等，乐句的长短主要根据歌词的句子长短决定。

（2）"两段体"歌曲结构的情绪表现变化比方整四句乐段形式更为丰富。

由分节歌（两段歌词以上）和副歌构成的两段体较常用（A 段＋B 段）。

（3）"三段体"歌曲结构有带再现的三段体（A 段＋B 段＋A 段）谱例：《听妈妈讲那过去的故事》和不带再现的三段体（A 段＋B 段＋C 段）

除以上阐述的儿童音乐治疗师音乐专业基础技术外，儿童音乐治疗师还需耐得住长期的"寂寞感"，这是具有音乐专业背景的儿童音乐治疗师需要"闯"过的重要一关。其他专业背景的儿童音乐治疗师则要"闯"过音乐专业基础技能这一大难关。由于儿童音乐治疗不是一个短期见成效的领域,治疗师要坚持不懈地长期学习和观察、分析治疗对象的治疗效果,期间经常会出现许多不可预知、好坏反复的治疗问题(当然,这种"不可预知"性也可以转化成积极的治疗奇迹)。这一切对于儿童音乐治疗师的爱心、耐心、热心、恒心及探索精神的持久性确是个极大的考验。

7

家长的作用

第一节　儿童音乐治疗与特殊需要儿童家长的关系

一、家长在儿童康复教育作用中的重要性

许多特殊需要儿童教育专家都强调了家长的作用,因为家长与孩子在一起的时间最长,最容易了解儿童,最有机会为儿童长期做心理、生理康复教育训练。

有的观点指出:"家庭康复是社区康复的重要组成部分,是残疾儿童早期干预的重要方面。不同的教育方案由于理论基础不同,在课程的内容、教学目标、教学模式和教师培训方面都各有不同,然而,所有的教育方案都强调家庭成员作为孩子早期教育的主要教育者的重要性。"此观点基本得到广大家长的认同,于是很多家长纷纷根据自己的具体情况抽出时间、精力投入到孩子的心理、生理康复教育训练中来。

在这里要特别指出,有两类特殊需要儿童的成长几乎完全靠家长的努力作用:一类是主要靠家庭康复的多重残疾儿童,这类儿童大部分长期去特殊教育康复机构做训练十分困难;另一类是超常儿童,他们的音乐特长也主要靠家长同儿童音乐治疗师紧密配合,通过音乐治疗等相关训练开发出来。

二、特殊需要儿童家庭康复教育现状浅析

纵观国内特殊需要儿童家长的文化、经济、家庭结构等方面有许多不同,为特殊需要儿童成长付出的努力方式也各有不同,但是各种家庭结构都存在部分家长对孩子康复"奇迹"的发生有过高、过急的期盼,易产生焦虑情绪,因此导致家长对孩子的家庭心理、生理康复教育训练的耐心程度下降,出现对儿童家庭康复教育训练或草率或放任的态度,使特殊需要儿童的家庭康复教育训练质量出现下降。

还有许多家长对孩子长期的家庭康复教育训练尽心尽力,会出现身心长期处在

疲惫状态。此刻如果在家庭康复教育训练中加些儿童音乐治疗内容,不仅丰富了儿童的心理、生理康复教育训练项目,也对于家长的精神状态大有调剂作用。

三、家长在开展儿童音乐治疗前的准备

据调查,大部分特殊需要儿童的家长对在家庭康复中加入儿童音乐治疗项目没有异议,但同时也由于大部分家长没有音乐基础而对家庭开展儿童音乐治疗活动有畏难情绪。因此建议特殊需要儿童家长为准备在家庭开展儿童音乐治疗,应参加一些音乐活动,增强一些对音乐的感受力。

家长进行儿童音乐治疗活动的前提是切记不要成为一种"包袱",因儿童音乐治疗对于家长可能存在一定的技术难度,所以家长可以根据自己的实际情况量力而行,要能对家长起到"减压"的作用,才是儿童音乐治疗应该在家庭康复教育中出现的效果。建议家长可做如下儿童音乐治疗准备活动:

(1)参加音乐活动。国内有些儿童康复机构专门为家长举办集体音乐治疗活动,值得家长去亲自感受。如没有机会参加这种活动,还可以参加其他音乐活动,增加自己对音乐的感受。

(2)听赏音乐资料。在相关书籍的指导下,家长可有计划地搜集、聆听古今中外的音像资料,同时注意搜集中外儿童音乐音像资料。

(3)学习简单乐器演奏。家长如有条件还可以简单了解些乐理基础知识,学习一些钢琴或电子琴等乐器的初级弹奏方法,如能学习弹些儿童歌曲更好。

(4)学习简单绘画等。家长还可以再掌握些简单的儿童绘画技术,指导儿童在音乐治疗活动中用绘画表达自己对音乐的感受。

除以上音乐活动外,家长有条件还可以参加其他自己喜爱的音乐活动,家长可以根据自己有限的业余时间增加自己感受音乐的机会,提升对音乐的认识水平。也有许多家长原本就有些音乐基础,这就对在家庭康复教育中开展儿童音乐治疗提供了很好的帮助作用。

四、家庭康复中儿童音乐治疗的特点

(1)浅显、细化。家长在家庭康复教育中为孩子开展的儿童音乐治疗力求在浅显形式中出效果,但需要在治疗环节中做到细化。与儿童音乐治疗师开展的治疗活动相比,家庭开展儿童音乐治疗的各方面治疗条件都不尽相同,要侧重在家庭环境中的可操作性,许多程序以及使用的乐器、环境规格等可能都需要简化。

(2)观察等方面的优势。家长也有比儿童音乐治疗师有优势的方面,由于家长

有更多时间为孩子开展各种综合康复教育,因此家长在观察孩子的表现、对孩子的判断等等诸多方面可能都比儿童音乐治疗师更加全面。

家长可能在治疗技术上需不断与儿童音乐治疗师交流或学习,但对于儿童在治疗中的表现,家长则可以给儿童音乐治疗师提供更多的参考信息和治疗建议,尤其对于加入特殊教育机构比较困难的多重残疾儿童等,康复教育训练更是家长起决定性作用。

第二节　家庭康复中的儿童音乐治疗

一、时间安排

许多特殊需要儿童的家长经常通过听觉音乐排解儿童的不良情绪,或让儿童学某种乐器以培养他们的专注能力。但由于计划不够周密,可能出现盲目性,使音乐对儿童逐渐失去魅力甚至引起他们的反感。因此首先对儿童音乐治疗的活动时间要有一个合理的安排,为保持儿童对音乐治疗的"新鲜感",要避免儿童由于音乐活动过长而感觉有强迫感。

目前在国内特殊需要儿童的教育机构中,主要开展的还是集体音乐课程。音乐课程虽然在特殊教育学校中比重较大,但针对个别儿童障碍问题改善方面并不太明显。

儿童音乐治疗的优势就在于对儿童的针对性比较强,但需要长期保持一定的治疗时间(一般2~8岁为宜),并且使用的音像资料只能在治疗时间内专用,不可在治疗时间外使用。儿童每周最多接受约4次音乐治疗(最少隔天1次),通常每次治疗时间为30分钟。

在儿童音乐治疗活动中,无论是听赏音乐、学习乐器,还是参加某项音乐活动等,在30分钟之内基本可以保持住儿童的注意力不转移,有时儿童会在30分钟后还不愿意结束音乐治疗,应尽量劝其结束,以保持他们对下次音乐治疗活动的期盼和避免疲劳现象的发生。

二、评价方法

儿童音乐治疗的效果评估对可能产生的治疗疗效起着重要的作用。通过评估,可以不断调整最适合的治疗方法,不断积累个性化的治疗经验。

在家庭康复教育中的儿童音乐治疗,评估的内容主要来源于家长对儿童的细心观察,虽然不太可能像儿童音乐治疗师那样做比较详尽的系统专业评价,但每次治疗结束做观察笔记还是十分必要的。

通过做长期的观察笔记,家长可以前后对照出儿童在治疗中的进步,还可以分析出儿童音乐治疗在家庭的综合康复教育项目中的补充作用。

三、操作方法

这里介绍几种比较简易的儿童音乐治疗操作方法供家长参考,每一种方法将尽量提供由浅入深的层次。家庭儿童音乐治疗可以根据家长的能力和儿童的接受能力采用多种方法和多层次交叉进行。

1. 听赏歌曲、乐曲

听赏歌曲、乐曲具有稳定情绪、改善心情的作用,适用于孤独症、智障、脑瘫等特殊需要儿童。

第一层次:用音乐治疗时间为儿童播放乐曲(约 30 分钟),家长需仔细观察播放歌、乐曲过程中儿童表现出的他们所喜欢的歌、乐曲种类,不断丰富曲目数量。

第二层次:在儿童喜欢听的歌、乐曲基础上,尝试增加播放新的歌、乐曲种类,注意观察儿童在听赏音乐过程中的情绪表现,总结出多种类型的歌、乐曲对儿童行为表现的多种不同的积极作用。

第三层次:根据儿童在听赏音乐过程中的情绪表现,家长可在其中即兴随音乐演唱或律动表演,激发儿童通过随家长在音乐中做各种表演而产生出来的主动合作意识。

此项治疗内容的开展需要家长经常注意搜集音乐的曲目,除搜集儿童歌曲、乐曲外,还可以搜集些自己孩子喜欢的成人歌曲、乐曲等。

2. 歌曲演唱

歌曲演唱具有改善儿童情绪、提高儿童语言交往、表达能力及认知水平的作用,适用于智障、脑瘫、聋童的语康训练以及孤独症等特殊需要儿童。

第一层次:在音乐治疗时间里,家长与儿童共同演唱简单的儿童歌曲,注意观察儿童喜欢的歌曲种类,不断丰富曲目数量。

第二层次:家长与儿童边唱边表演,家长通过在歌曲中与儿童的音乐"对话",一方面使儿童在快乐的情绪中与他人进行语言、手势的交往;另一方面通过歌词使儿童学到一些生活小常识。

第三层次:根据儿童在治疗过程中所表现出来的愿望,家长现场即兴改编儿童歌曲的歌词,即用已有曲调加进新歌词,发展儿童在治疗所表现的"正行为"。

此项治疗内容中,家长在唱歌词时口形需做得夸张,以起到提示儿童演唱的作用;另外,选择的歌曲歌词内容要注意浅显些。

3. 音乐节奏训练

节奏在儿童音乐治疗中常用简易敲打乐器训练,但在家庭中可能不具备多种敲打乐器,即可采用拍手、跺脚等方式进行训练。如果家长有可能购置一些小敲打乐器,当然更好。

节奏训练具有提高儿童对外界声音的反应速度、改善情绪、提高注意力集中程度和身体协调性等作用,适用于智障、脑瘫、盲童及孤独症等特殊需要儿童。

第一层次:选择几种儿童比较喜欢的轻巧的小打击乐器(如响板、铃鼓、小鼓等)或用拍手、跺脚等方式。在轻松的乐曲声中,家长带领儿童一道用小打击乐器或拍手、跺脚等方式打节奏,节奏类型可先选择两拍子(2/4、4/4 拍)和三拍子(3/4 拍)两种类型歌、乐曲练习。

第二层次:在儿童喜欢的表演唱中,教会儿童边唱边打节奏或边打节奏边做律动,在活动中尽量延续儿童的良好情绪。

第三层次:根据儿童现场随意演奏表现出的多种节奏,家长即兴演唱可与儿童节奏呼应的歌曲,通过采用家长演唱歌曲与儿童自由节奏呼应的方式,使儿童的心态逐步走到与家长的合作中来。

此项内容开展中,家长要注意把握儿童对节奏的胜任能力,歌曲速度一般不宜太快。

4. 乐器演奏

这里所说的乐器演奏不是普通儿童的演奏乐曲训练,而是家长通过乐器演奏寻找与儿童对话的机会。这一活动一般采用钢琴、电钢琴或电子琴等,由于这类键盘乐器出现的声音带有音高,一些特殊儿童常愿意试着弹一弹,有些儿童还喜欢操作电子琴上的各种节奏按钮,在家长的陪伴下,有时儿童可能在键盘前"弹奏"较长时间。

乐器演奏具有提高儿童注意力集中程度和加强与外界产生的合作关系等作用,适合孤独症等特殊需要儿童。

第一层次:当儿童走到键盘前时,家长可在旁边观察儿童弹琴的持续时间,或启发儿童操作电子琴上的各种节奏按钮。

第二层次:家长可以和儿童在键盘上"对话"。所谓"对话",就是家长在键盘上配合儿童的"演奏",此时儿童的弹琴可能是多手指"拍琴"状态,有节奏而无旋律。

开始由家长模仿儿童弹出的节奏,与儿童在不同音域的"演奏"呼应;当儿童感到有兴趣时,家长可以主动变化节奏,吸引儿童跟随家长的节奏演奏,此时的演奏不受音高限制,但家长与儿童的弹奏音域最好距离远一些。

第三层次:当儿童对键盘有兴趣时,家长可以与儿童进行最简单的合奏。家长可以启发儿童用一个手指或多个手指弹奏中音区三度左右音域的音乐旋律,或者让儿童在三度音域中自由弹奏,同时家长用左手为儿童做简单伴奏。此时的演奏有音高,家长和儿童都在小字一组(中央C)附近演奏即可,这就需要家长掌握一点键盘乐器的简易左手伴奏方法。

此项内容中,家长不能强迫儿童弹奏,要注意保持儿童对键盘的兴趣,儿童对键盘有兴趣的主要特征显示在其演奏时间比较长。

四、需要注意避免的几个问题

(1) 在儿童音乐治疗中,家长要一直紧跟儿童情绪而变换音乐活动内容,常常一项活动不可能连续做30分钟。如果音乐活动不及时调整,音乐活动不仅没有治疗作用,儿童还会出现消极的刻板行为,即盲目模仿等。

(2) 儿童音乐治疗选用的音乐作品一定要是儿童喜欢的作品才可以,因此家长需要不断丰富音像资料资源。根据自己的孩子特点,选用的音乐作品要具有针对性,否则儿童可能会采取不接受的态度。

(3) 家长如能掌握一两种乐器(如钢琴或吉他等)的简单弹奏,对于开展儿童音乐治疗十分有利。但如使用自己不熟悉的乐器,反而会直接影响音乐治疗对儿童的影响力,倒不如用播放音乐和拍手打节奏等简单方式带领儿童在可以控制的音乐中活动。

第三节　音乐超常儿童的培养

超常儿童(也称天才儿童)中,有许多人具有特殊需要儿童的行为表现,但是却在某一领域具有特殊才能(或称高功能),其中不乏"音乐天才"(或称音乐特长儿童)。

从国内外具有音乐天赋的特殊需要儿童成长历程中可以发现,音乐给予这些儿童生存动力,不仅有益于儿童自身成长,而且给他人也带来了无穷快乐。

在特殊需要儿童中,培养超常儿童虽然很令人兴奋,但需要一个比较辛苦的和科学的培养过程,而且毕竟在特殊需要儿童中超常儿童属于极少数,许多儿童经过长期训练没有成为超常儿童也很正常,因此家长或老师必须保持比较理性的头脑。

超常儿童的产生多半是儿童本身对音乐的兴趣和驾驭音乐的能力所决定的,但家长的细心观察和适当的培养也是至关重要的。

　　在早期开发儿童"音乐天才"的过程中,可以通过儿童音乐治疗训练给特殊儿童一个初步定位,经过家长和儿童音乐治疗师的仔细分析,共同得出其是否可以朝超常儿童方向培养的结论。

　　接下来,要请专业教师进行长期的音乐专业训练,此时儿童音乐治疗师可能已经不能达到这类超常儿童所能接受的音乐程度。家长要时时观察孩子的情绪变化,并朝着稳定儿童情绪和减压的方向不断调整学习计划。经过合理的音乐训练,使儿童从中得到情绪上的改善,就算最终没有成为天才儿童,对儿童的成长也是有益的。

　　本章为家长设定了一些简易的音乐治疗参考内容。曾经有一些特殊儿童家长向笔者咨询过家庭儿童音乐治疗方法,但目前笔者尚不掌握是否有家长已在家庭康复教育中开始系统的儿童音乐治疗内容。儿童音乐治疗是一项有益无害的康复教育手段,希望广大特殊需要儿童家长尽量大胆尝试并创造更多、更好的方法。

8

儿童音乐治疗环境的设计

广义的儿童音乐治疗环境分为"软环境"和"硬环境"两方面。"软环境"方面的内容已在前面几章的大量篇幅中加以阐述。本章所论述的"儿童音乐治疗环境"指"硬环境"方面,即儿童音乐治疗室的规格等。

第一节　儿童音乐治疗环境设计的意义

一、儿童音乐治疗室的配置特点

儿童音乐治疗环境的硬件规格须具备一定标准,主要指儿童音乐治疗室的必要硬件配置。其中包括儿童治疗室中的环境装修、乐器配置、音响设备、监控设备等;与儿童音乐教室相比,各方面的配置规格需要更高的标准。

笔者参考了国外一些发达国家的儿童音乐治疗室设计规格并汇总了我国一些儿童音乐治疗室的建设情况,归纳本章中的儿童音乐治疗室设计方案。

目前国内已有一些较发达地区的儿童音乐治疗室达到了一定的硬件规格。尽管还有许多地区由于种种原因达不到一定的音乐治疗室硬件标准,但比起实现儿童音乐治疗"软环境"的要求,"硬环境"建设还是相对容易些。

达到国内儿童音乐治疗室"硬环境"规格,基本靠两方面的支持力量:其一是领导重视;其二是经济实力。这两方面条件在儿童音乐治疗师的不断努力之下是有机会实现的。

二、儿童音乐治疗室配置规格的重要性

儿童音乐治疗的精确性与儿童音乐治疗室的硬件规格有很大关系。在儿童音乐治疗室中可以开展普通儿童音乐教育课程,而普通儿童音乐教室中不能进行儿童音乐治疗。两者最大的区别在于普通儿童音乐教室一般缺少隔音装置和监控设备,而如果儿

童音乐治疗缺少了这些装置,在治疗效果和评价方面将会变得非常困难,甚至有失去水准的危险。因此在儿童音乐治疗活动中有必要强调治疗室的硬件标准规格。

随着我国整体经济实力的不断提高和对儿童音乐治疗的日益重视,已经开始有越来越多的特殊需要儿童康复教育机构装备了一定规格的儿童音乐治疗室。

第二节 儿童音乐治疗室的环境设计内容

一、房间

儿童音乐治疗室一般需要两间房间,即治疗室和监控室。

1. 治疗室

治疗室作为治疗活动时使用,面积可以是一间普通音乐教室的规格,也可以稍小些,但至少要可以容纳 20 名儿童同时在室内活动。治疗室可以同普通儿童音乐教室兼用。

2. 监控室

治疗室旁边还需一个房间作为儿童音乐治疗监控室使用,通过监控设备的电脑显示器,随时可以看到治疗室中的活动并储存到计算机中。

监控室中的音乐治疗师或心理咨询师可以通过现场录像参与督导及调试录像镜头角度等,同时将保存的录像资料做治疗后的回放评估使用,因此监控室的设置具有十分重要的儿童音乐治疗室特征,完全有别于普通儿童音乐教室的使用内容。

监控室可以是一个小房间,但如果需要许多人在监控室观看治疗室活动,也可是一个大房间。

3. 治疗室的装修

(1)墙壁。墙壁的上部和顶棚需安装吸音板,吸音环境减少了其他声音的干扰。墙壁的下部需安装软包木墙围,以降低儿童在活动中意外受伤的可能性。

(2)地板。地板采用木质或仿木质材料,其优点首先是比较安全,儿童在上面活动不容易滑倒,也不容易摔伤;其次是地面无特别图案,不会分散儿童活动的注意力;其三是既可以穿鞋在上面活动,也可以脱鞋在上面活动。

(3)门窗。窗户最好具有双层隔音功能,配有无图案窗帘或百叶窗,尽量减少来自窗外的声音和其他干扰。

治疗室也可仿效录音棚,去除窗户。

治疗室和监控室所有的门都应仿照录音棚的做法,做成隔音的皮包门。一般安装冷暖空调。

音乐治疗室的装修须具备两方面的功能特点:安全性和抗干扰性。

笔者不提倡在音乐治疗室和监控室之间安装"单向玻璃",因考察有单向玻璃的儿童音乐治疗室时发现,反光造成的光影对儿童有干扰作用。

二、乐器配置

乐器配置的第一个原则是要争取购置高品质乐器,高品质乐器决定了能否出现动听的音色以及能否打动儿童的心灵。

(一)键盘乐器

1. 钢琴

钢琴是必须配置的儿童音乐治疗主要乐器,应尽量选择音色好的品牌,并要经常调律以保证钢琴的音准水平不发生变化。

2. 电钢琴

高档次的电钢琴音色与钢琴音色几乎没有差异,并且避免了调律的繁琐,此外电钢琴还设有电子琴的许多伴奏功能,有时儿童也有兴趣尝试,其中储备的一些乐曲也具有应用价值。然而,电钢琴比钢琴在键盘触感性和脚踏板延音的灵敏度方面要差些。

3. 其他键盘乐器

其他在儿童音乐治疗中可以用的键盘乐器不太多见。有人也用电子琴在儿童音乐治疗中,但规格不高的电子琴弹奏效果不太理想。口风琴也有键盘乐器音响效果,但其吹奏的形式令儿童感到吃力。国外儿童音乐治疗用的韩国小竖琴从购买到操作技术对于目前国内儿童音乐治疗师尚有一定难度。

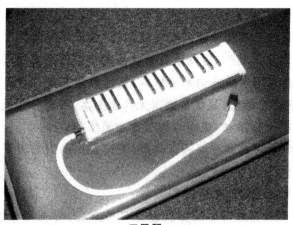

口风琴

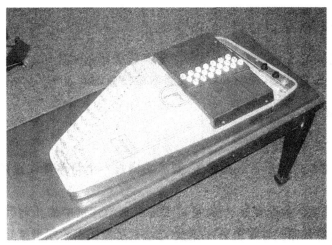

韩国小竖琴

（二）不带音高的敲打乐器

1. 儿童爵士鼓

儿童爵士鼓(也称儿童架子鼓)在治疗中使用率很高,但在装配时要注意安装好,尤其是脚踏板容易脱落。另外,脚踏鼓面容易敲破,因此除注意保护外,还需要备份鼓面,如敲破可及时更换。

2. 小敲打乐器

小敲打乐器种类繁多,儿童音乐治疗中比较常用的有响板、铃鼓、鱼蛙、沙锤等。有时也用三角铁、铃圈、串铃等等。还有许多种类的小敲打乐器,如儿童愿意接受,都可配置。目前在奥尔夫音乐中采用的小敲打乐器比较丰富,它的使用目录值得参考。

（三）带音高的敲打乐器

铃木甩琴、音条系列、儿童木琴系列(包括儿童钟琴、儿童钢板琴等)都属于带音高的敲打乐器。除铃木甩琴外,其他乐器均来自于奥尔夫音乐中常使用的乐器。

（四）其他乐器

风铃在儿童音乐治疗中使用比较有效,值得配置。

还有许多儿童喜欢的、容易操作的小敲打乐器,待音乐治疗师进一步开发使用。

儿童除在音乐治疗中配置与治疗师共同应用的乐器外,治疗师还可为其配置些彩带、头饰等小道具在治疗活动中使用。

三、音响设备

在儿童音乐治疗中应用的音响设备主要在播放音乐时使用。成套音响设备都需要追求高规格的音色质量,音箱要环绕在音乐治疗室四周。

四、监控设备

监控设备的要求如下:

首先,需要在治疗室内安装摄像头,要求室内每一个角落都在摄像头可以拍摄的范围之内。

其次,在监控室需要配置显示器,可以现场看到治疗室中的儿童音乐治疗活动,同时将治疗活动录像存储到计算机中,以便治疗结束后做回放治疗录像分析、评估使用。

其三,存储到计算机中的治疗活动录像还应可以刻录成光盘,作为治疗档案长久保存。

笔者在一些儿童音乐治疗室的装修中发现,监控设备调试的要求可以简单归纳为以下几点:录像要保证图像清晰;治疗室内不存在摄像头的“盲区”;计算机具备存储录像功能,具备将录像刻成光盘功能;录像、存储、刻录等监控全过程的操作程序尽量简化;等等。

对于监控设备,安装前的设计及安装中的调试十分重要,以避免在治疗过程中因监控设备问题带来的困扰。

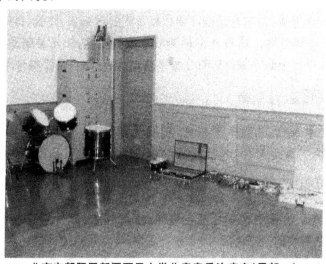

北京市朝阳区新源西里小学儿童音乐治疗室(局部一)

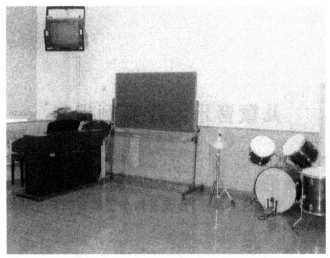

北京市朝阳区新源西里小学儿童音乐治疗室(局部二)

9

儿童音乐治疗实例报告

本章提供了5个来自临床性的儿童音乐治疗研究的实例报告。这些研究侧重点和研究对象各有不同。通过这些报告,使读者初步了解实例研究的程序和疗效,对今后的研究工作有一些帮助。

实例报告一　对三名孤独症儿童音乐治疗方法的个案研究

本报告是根据笔者主持了两年多的实验课题"孤独症(也称自闭症)儿童音乐治疗实验课题"而整理成的,这期间治疗对象共计130多人次,累计治疗时间达4300分钟。由于我国对音乐治疗的研究起步较晚,并受主、客观条件限制,实验规模较小,对于儿童音乐治疗的操作体系和评价体系的本土化研究尚处于不断完善阶段。

本研究的设想是根据行为矫正、潜意识开发等心理学原理,通过对三名孤独症儿童进行的两年多的音乐治疗,在治疗师、乐器、音响、儿童、家长之间建立的音乐关系显示出激发儿童有意识或无意识反应的积极的音乐行为表现来促进改善儿童的孤独症状,从儿童在治疗前后音乐能力测试(自编音乐能力量表)显现的等级中筛选出比较有效的训练方法,为康复和特殊教育工作者提供一些补偿特殊儿童行为缺陷的、简单易行的儿童音乐治疗方法。

一、治疗对象

三名音乐治疗对象全部是经医院确诊的8岁以下的孤独症儿童(基本情况见表1)。接受音乐治疗都达到20次以上,经过对他们进行治疗前后的音乐能力测试对比,形成可控制的变量,从而得到最后的治疗评价依据。

表1 三名被治疗儿童的基本情况

治疗对象	姓名	性别	年龄/岁	智损程度	典型行为表现	即往病伤史	是否喜欢音乐	父母文化程度	父母身体状况	音乐治疗次数
一、	梁某某	女	6	重度	对外界封闭抵触,智力、语言发展低下	四岁时有脑外伤病史	喜欢听音乐	均为大专	健康	20
二、	姜某某	男	7	中重度	智能低下,有攻击性刻板行为	无	喜欢听音乐	高中(父)无文化(母)	健康	22
三、	李某某	男	3	轻度	情绪不稳定,接受外界能力差,认知、语言发展缓慢	一岁前摔伤过	喜欢听音乐	均为大专	健康	20

二、治疗过程和方法

本治疗先后有三位儿童音乐治疗师(副教授、讲师、助教各一名)参加,时间为2002年6月—2004年12月;全程通过录像和笔录跟踪记录了60多人次、长达2000多分钟的音乐治疗训练过程;采取前后对照的测量方法,运用特殊教育界的"早期干预"理论及实践经验,其中每位儿童每周参加治疗1次,每次30分钟,20次为一个疗程。

根据国际通用的儿童音乐治疗程序,对每位被治疗儿童进行全程录像跟踪和笔录。首先对其分别进行治疗前的评估(制定远、近治疗目标);然后记录他们每次实验中行为表现的时间量数据,并根据每次行为表现频率的数据制定下一次治疗措施;最后进行治疗后的评价。每个对象治疗实验全过程的记录都装订成册,其中测量表格的编制主要参考了特殊教育界常用的部分"行为量表",并将奥尔夫音乐治疗法等儿童音乐训练手段作为测量工具。表中的自变量为音乐治疗师对治疗对象正强化音乐训练的干预手段,因变量是治疗对象进行音乐体验后音乐表现能力的变化,通过采用在同一治疗师、同一时段(每周一次,每次半小时)的条件下进行训练,来尽量控制无关变量的干扰。

本次治疗中测量儿童音乐表现能力的项目分为以下四部分内容:

(1)儿童打击乐器:响板、沙锤、摇铃、铃圈、铃鼓、鱼蛙、三角铁、打棒、儿童架子鼓伴奏;

(2)音条乐器:钟琴、铝板琴、木琴、音条伴奏;

(3)键盘乐器:钢琴或电子琴演奏;

(4)音乐感受力表现:唱简单儿歌、模仿唱简单儿歌,做简单儿歌表演,随简单节奏拍手、踏脚,随快板、慢板音乐即兴跳舞。

三、治疗结果

1. 治疗对象一的治疗结果

治疗对象一治疗前后的音乐训练项目测试结果见表 2 所示。在表 2 中，"0"，"1"，"2"和"3"分别表示"不能完成"、"基本不能完成"、"基本能完成"和"完全能完成"。

表 2　治疗对象一治疗前后的音乐训练项目测试结果

	儿童打击乐伴奏								音条乐器伴奏					键盘乐器演奏	音乐感受力表现						
	响板	沙锤	摇铃	铃圈	铃鼓	鱼蛙	三角铁	打棒	儿童架子鼓	钟琴	铝板琴	木琴	音条	钢琴	唱儿歌	模唱儿歌	歌表演	手拍节奏	脚踩节奏	即兴跳快板舞	即兴跳慢板舞
治疗前	2	2	0	0	1	0	2	0	1	2	2	0	1	1	0	0	0	0	0	0	0
治疗后	2	1	1	1	1	1	2	1	1	1	1	1	1	1	1	1	1	1	1	1	1

治疗对象一治疗前后的音乐表现能力测试结果对比见表 3 和图 1 所示。表 3 中音乐表现能力具体内容的划分如前所述儿童音乐表现能力的四部分内容，百分比数据是根据四部分内容中各项最高分（3 分）总和和被测试儿童的实际完成各项得分总和计算出来的。

表 3　治疗对象一治疗前后的音乐表现能力测试结果对比

	儿童打击乐伴奏	音条乐器伴奏	钢琴演奏	音乐感受力表现	音乐能力总水平
治疗前	30％	42％	33％	0％	22％
治疗后	41％	33％	33％	33％	37％

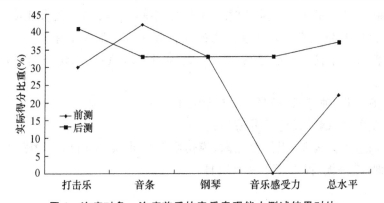

图 1　治疗对象一治疗前后的音乐表现能力测试结果对比

2. 治疗对象二的治疗结果

治疗对象二的音乐训练项目及治疗前后的测试结果见表 4 所示。他的音乐表现能力及治疗前后的测试结果对比见表 5 和图 2 所示,测量方法如前面治疗对象一中所述。

表 4　治疗对象二治疗前后的音乐训练项目测试结果

	儿童打击乐伴奏									音条乐器伴奏				键盘乐器演奏	音乐感受力表现						
	响板	沙锤	摇铃	铃圈	铃鼓	鱼蛙	三角铁	打棒	儿童架子鼓	钟琴	铝板琴	木琴	音条	钢琴	唱儿歌	模唱儿歌	歌表演	手拍节奏	脚踩节奏	即兴跳快板舞	即兴跳慢板舞
治疗前	0	1	1	1	0	0	2	1	0	0	2	2	2	2	0	0	0	1	1	0	0
治疗后	1	1	1	1	2	1	2	2	1	1	1	1	1	1	0	1	0	1	1	0	0

表 5　治疗对象二治疗前后的音乐表现能力测试结果对比

	儿童打击乐伴奏	音条乐器伴奏	钢琴演奏	音乐感受力表现	音乐能力总水平
治疗前	22%	50%	66%	10%	25%
治疗后	44%	33%	33%	33%	32%

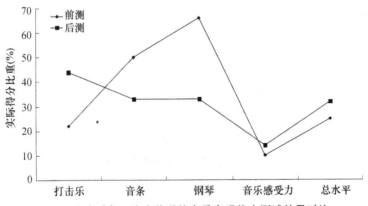

图 2　治疗对象二治疗前后的音乐表现能力测试结果对比

3. 治疗对象三的治疗结果

治疗对象三治疗前后的音乐训练项目测试结果见表 6 所示。他的治疗前后的音乐表现能力测试结果对比见表 7 和图 3 所示,测量方法如前面治疗对象一中所述。

表 6　治疗对象三治疗前后的音乐训练项目测试结果

	儿童打击乐伴奏									音条乐器伴奏				键盘乐器演奏	音乐感受力表现						
	响板	沙锤	摇铃	铃圈	铃鼓	鱼蛙	三角铁	打棒	儿童架子鼓	钟琴	铝板琴	木琴	音条	钢琴	唱儿歌	模唱儿歌	歌表演	手拍节奏	脚踩节奏	即兴跳快板舞	即兴跳慢板舞
治疗前	1	1	1	0	1	0	1	0	0	0	0	0	0	1	0	0	0	0	0	0	0
治疗后	1	0	1	0	2	0	0	0	1	0	1	1	1	1	1	1	1	1	1	1	1

表 7　治疗对象三治疗前后的音乐表现能力的测试结果对比

	儿童打击乐伴奏	音条乐器伴奏	钢琴演奏	音乐感受力表现	音乐能力总水平
治疗前	19％	0％	33％	0％	10％
治疗后	15％	25％	33％	33％	25％

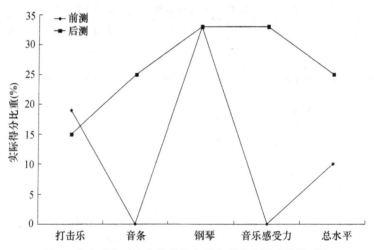

图 3　治疗对象三治疗前后的音乐表现能力测试结果对比

4. 有效性治疗方法的总结

　　根据以上三名被治疗儿童治疗前后的测试数据（表 2、表 4、表 6），我们将他们治疗后有进步的音乐训练项目通过表 8 做一归纳。

表 8　三名儿童治疗后取得进步的音乐训练项目

	儿童打击乐伴奏									音条乐器伴奏				键盘乐器演奏	音乐感受力表现						
	响板	沙锤	摇铃	铃圈	铃鼓	鱼蛙	三角铁	打棒	儿童架子鼓	钟琴	铝板琴	木琴	音条	钢琴	唱儿歌	模唱儿歌	歌表演	手拍节奏	脚踩节奏	即兴跳快板舞	即兴跳慢板舞
对象一	✓	✓			✓		✓						✓		✓	✓	✓	✓	✓	✓	✓
对象二	✓			✓	✓		✓	✓	✓						✓						
对象三					✓		✓	✓	✓				✓		✓	✓	✓	✓	✓	✓	✓

四、讨论

在通过对以上三名不同类型的孤独症儿童进行音乐技能训练,改善他们接受外界的能力(与他人合作的能力、语言表述能力、对周围事物反应力、情绪控制力、身体协调力和认知能力)的正强化音乐治疗过程中,音乐治疗师从儿童的情绪变化中发现,这些儿童主要在敲打乐训练和音乐感受力训练方面进步明显,但不同类型的儿童接受的音乐方法种类又各有不同,表现为以下三种情况。

1. 重度孤独症儿童可以通过音色清脆的打击乐器和音乐表演训练等与外界建立关系

在治疗对象一的量表中体现了这一可能性。在我们运用的全部音乐训练方法中,能体现出她的进步的项目占 52%,其中她喜欢音响明亮和容易操作的儿童打击乐器,特别是治疗对象一对音乐感受力训练的接受程度进步最为明显。从她掌握音乐表演的过程中,我们发现她的学习能力与正常儿童区别不大,发展障碍主要是她抵触外界的孤独症状。她在与音乐治疗师进行唱、动、奏综合音乐活动中表现出来的接受程度显示,选择治疗对象接受的音乐活动方式进行干预,可以提高孤独症儿童与外界建立关系的能力。

2. 带攻击性刻板行为的孤独症儿童可以通过多种儿童打击乐器演奏训练产生正强化行为改变

在治疗对象二的量表中体现了这一可能性。在我们运用的全部音乐训练方法中,能体现出他的进步的项目占 33%,其中打击乐器、音条乐器等敲打类乐器占进步项目的 85%。他比较喜欢易掌握的较强烈的打击乐器,对音色要求不高,音乐感受力训练接受程度较差。但在打击乐器的训练中,儿童的攻击行为从宣泄逐步转移为用打击乐伴奏音乐的正强化过程中,使其刻板行为逐步消退。对唤醒他的快乐、友善情绪起到了积极作用。

3. 情绪控制力差、有刻板行为的轻度孤独症儿童可以通过参与音乐活动建立起与他人的初步关系

在治疗对象三的量表中体现了这一可能性。在我们运用的全部音乐训练方法中，能体现出他进步的项目占57%，其中音乐感受力占进步项目中的58%。在敲打乐器中，他喜欢操作简单的打击乐器和带音高的音条乐器，这体现出他对音色的悦耳程度有要求，以及年龄偏小、操作能力有限的特点。通过治疗对象三在全部的音乐感受力训练项目中都有进步的情况可以证明：音乐活动对于情绪控制力差的轻度孤独症儿童有较强的吸引力。经过有针对性的音乐训练后，儿童的焦虑情绪在逐渐消减，快乐情绪在不断增加，提高了儿童接受他人指令的频率和创造了改善刻板行为的机会。

从以上几种有效的音乐治疗手段中，音乐治疗师发现了以下一些儿童音乐治疗的方法特点：

（1）不同类型的孤独症儿童都能接受的主要音乐治疗方法是模唱简单儿歌；

（2）情绪障碍突出的孤独症儿童所能接受的主要音乐治疗方法是音乐感受力（唱、动、奏）的综合训练。

（3）伴有刻板、攻击行为的孤独症儿童所能接受的主要音乐治疗方法是用铃鼓、打棒、钟琴等打击乐为音乐伴奏。

（4）对外界抵触及具有强烈攻击性行为的孤独症儿童所能接受的主要音乐治疗方法是用架子鼓为音乐伴奏。

此外，音乐治疗师选择治疗方式的准确性、在音乐治疗过程中的驾驭能力以及临场即兴应变的敏感度是使音乐治疗顺利进行的重要保证，否则，如果音乐治疗师缺乏音乐感染力将使音乐治疗的疗效大打折扣。以上评价音乐治疗师的观点通过我们的音乐治疗临床实验得到了进一步证实。

五、小结

从以上对三名孤独症儿童的音乐治疗结果看出，音乐治疗方法的针对性已经在对不同类型孤独症儿童进行音乐治疗的量表对比中体现出来，音乐感受力训练和敲打乐训练的部分手段显示出其独特的疗效。

通过儿童音乐治疗实践实验研究总结出的对孤独症儿童音乐治疗方法可以推广到残疾人康复机构的训练课程和特殊教育机构的音乐治疗课程中应用。

由于主、客观条件的局限，笔者的治疗仅采用了三名孤独症儿童作为实验对象，进行音乐治疗干预中单被试前后的对比实验，样本偏小，时间偏短，研究深度有限。目前主要摸索出的是一些治疗师与儿童建立关系的规律特点。在今后的研究中，我们争取创造更好的治疗环境，增加治疗对象数量及类型，延长训练时间，进一步研究出改善孤独症儿童发展障碍的更多有效音乐治疗方法,以促进我国孤独症儿童的音乐治疗方法体系逐步走向成熟。

实例报告二　对四名智力障碍儿童音乐治疗作用的个案研究

一、前言

本研究是为我国智力障碍,简称智障,儿童的音乐治疗发展而设计的,试图通过几年的单一被试实验,总结出一些儿童音乐治疗的临床方法,以推动音乐治疗这一深受智障儿童欢迎的康复教育方法在我国的发展,促进先进的音乐治疗方法和技术在我国康复界、特殊教育界广泛应用。

智力障碍儿童的音乐治疗研究在国际上已有半个世纪的历史。我国从 20 世纪 80 年代开始,有人进入特殊教育学校对智障儿童进行音乐治疗实验,发展至今,虽然由于种种条件的局限性规模很小,但从音乐治疗进入特殊教育领域开始就受到智障儿童的热烈欢迎,因此,这一领域的儿童音乐治疗研究始终保持着旺盛的生命力。随着社会国际化发展进程,大量的先进儿童音乐治疗理念、方法传入我国。

20 世纪 80 年代以来,我国儿童音乐治疗研究经历了从评价体系的研发到奥尔夫音乐教学法的渗透,再到罗宾斯“创造式音乐治疗”的引进等几个阶段的发展,儿童音乐治疗体系的理念和操作技术研究已经进入到了一个新的时期。

儿童智力障碍是一个极大的社会问题,据统计,我国现有智力障碍者 1000 多万人,儿童占有较大比重。智力障碍又称智力缺陷,是指大脑受到气质性损伤或由于遗传因素中染色体畸变或基因突变等而使大脑发育不全,造成认知活动的障碍,以致全面的心理活动障碍。由于先天或后天因素导致智力活动发育停留在某个比较低级的阶段,从特殊教育的角度讲则统称为智力障碍。

音乐治疗是通过知觉、动作、情绪三者相互刺激下而产生的治疗作用。这里的治疗采用目前世界先进的“创造式音乐治疗”儿童音乐治疗理念做理论支撑,该理论创始人,美国纽约州立大学儿童音乐治疗中心的诺道夫、罗宾斯教授提出的“音乐儿童”理念得到了世界各地儿童音乐治疗专家的广泛认同,并在几十年的临床治疗中形成了较成熟的儿童音乐治疗方法体系。他们认为:“音乐临界期”的儿童对音乐的接受能力很强,因此当儿童的音乐能力得到恢复发展时,他们的某些生理和心理问题也会相应的得到改善。

本次治疗明确了如下研究思路:

(1)儿童音乐治疗理论强调多学科交叉性,淡化对立性。对“治疗”与“教育”的界定,我们采用了对立统一性的观点。

(2)重视儿童音乐治疗中的医学理念,强调临床性、实践性、有效性等。经过努力,在治疗中设计完成了新版本的本土化儿童音乐治疗评价、操作体系。这套操作体系既对特殊音乐教育工作者有一定要求,又考虑到当前我国特殊教育界的可行性,明确了研发儿童音乐治疗的目的——为了更多的特殊教育工作者有可能参加儿童音乐治疗工作,为更多的智障儿童创造补偿缺陷的希望。但我国目前在这方面的研究由于起步较晚,受主、客观条件限制,研究实验规模较小,与国际接轨尚需更加努力。

本研究的假设是根据行为矫正、潜意识开发等心理学原理,通过对四名智力障碍儿童(另有一名儿童中途退出)进行的两年多的音乐治疗实证实验,在治疗师、乐器、音响、儿童、之间建立的音乐关系显示出激发儿童有意识或无意识反应的积极的音乐行为表现,来促进改善儿童的生理、心理缺陷,从儿童在治疗前后音乐能力、行为能力测试(自编音乐能力、行为能力量表)显现出的进步情况,证明了音乐治疗对智障儿童从不同角度产生的改善障碍的作用。

二、被试

实验对象四人均为北京两所培智学校8岁以下学生。四名被测试的儿童(基本情况见表1)的音乐治疗实验达到20次以上,对其进行治疗前后音乐能力、行为能力的测试对比,形成可控制的变量,从而得到最后的实验评价依据。

表1 四名被测试智障儿童的基本情况

实验对象	姓名	性别	年龄/岁	智商分数	典型行为表现	既往病伤史	是否喜欢音乐	父母文化程度	父母身体状况	音乐治疗次数
被试一	黄某	女	7	37	唐氏综合征	无	喜欢音乐	均为本科	健康	45
被试二	何某某	女	7	45	语言表达困难反应迟钝	有遗传性先天性心脏病	无	均为大专	父母健康祖父有心脏病	24
被试三	王某某	男	7	55	对外界态度冷漠、情绪不稳定	癫痫	无	高中(父)初中(母)	健康	31
被试四	胡某某	男	7	46	反应迟钝	无	喜欢唱歌	均为初中	健康	23

三、研究过程和方法

本研究过程先后有四位实验研究人员(包括副教授、小学高级教师、小学中级教师、小学初级教师各一名)参加,于2002年10月—2004年9月实验在北京两所培智学校进行;全程跟踪记录了123人次、长达3780分钟的音乐治疗训练过程(录像和笔录);采取前后对照的单一被试实验方法,运用特殊教育界的"早期干预"理论及实践经验,选取四名 8 岁以下、音乐治疗次数达到 20 次以上的实验对象的测量结果作为实验依据,其中每人每周参加实验 1 次,每次 30 分钟,20 次为一个疗程。

具体治疗程序同上一实例报告相同,根据来自于国际通用的儿童音乐治疗程序。

本研究所测量的儿童音乐表现能力分为以下四部分内容:

(1) 儿童打击乐:响板、沙锤、摇铃、铃圈、铃鼓、鱼蛙、三角铁、打棒、儿童架子鼓伴奏。

(2) 音条乐器:钟琴、铝板琴、木琴、音条伴奏。

(3) 键盘乐器:钢琴或电子琴演奏。

(4) 音乐感受力表现:唱简单儿歌、模唱简单儿歌、作简单儿歌表演、手拍简单节奏、脚踩简单节奏、随快板音乐即兴跳舞、随慢板音乐即兴跳舞。

本研究所测量的儿童行为表现能力分为以下四部分内容:

(1) 语言交往能力包括:目光对视,有交往愿望,会使用"你"、"我"、"他",知道自己的名字,会使用形体语言,能表达自己简单需求,对别人的要求做出适当反应。

(2) 精神集中能力包括:能注视前方物体 3 秒以上,保持精神集中 3 分钟以上。

(3) 动作协调能力包括:能自然协调的走,能自然协调的跑,能双脚连续跳 3 次以上、能准确的接头球,能平地直线走 2 米。

(4) 认知能力包括:能分辨上下、前后方位,能分辨 2 种以上颜色、形状,能说出四季和两种以上气候现象,能说出昼夜特征,能说出 2 个以上节日、小动物、树木、花卉、水果的名称,连续数出 10 以内的数。

四、研究结果

1. 被试一

被试一治疗前后的音乐训练项目、行为表现能力测试结果统计如表 2、表 3 所示。在表 2、3 中,"0"、"1"、"2"和"3"分别表示"不能完成"、"基本不能完成"、"基本能完成"和"完全能完成"。

表 2　被试一治疗前后的音乐训练项目测试结果统计(45 次)

| | 儿童打击乐伴奏 | | | | | | | | | 音条乐器伴奏 | | | | 键盘乐器演奏 | 音乐感受力表现 | | | | | | |
	响板	沙锤	摇铃	铃圈	铃鼓	鱼蛙	三角铁	打棒	儿童架子鼓	钟琴	铝板琴	木琴	音条	电子琴	唱儿歌	模唱儿歌	歌表演	手拍节奏	脚踩节奏	即兴跳快板舞	即兴跳慢板舞
治疗前	1	2	2	2	2	2	2	2	0	0	1	2	1	2	0	1	0	1	2	1	1
治疗后	2	2	2	2	2	2	2	2	2	2	2	2	2	2	3	1	3	3	2	2	2

表3　被试一音乐治疗前后行为表现能力测试结果统计

	语言交往能力							精神集中能力		动作协调能力					认知能力											
	目光对视	有交往愿望	会使用你我他	知道自己名字	会使用形体语言交往	能表达简单需求	对别人要求有反应	能注视物体3秒以上	保持精神集中3分以上	能自然协调地走	能自然协调地跑	能双脚连跳3次以上	能准确接投球	能平地直走2米	能分辨上下前后	分辨左右	能分辨2种以上颜色	能认识2种以上形状	能说出四季	能说出昼夜特征	能说出2个以上节日	知道2种以上小动物	说出2种以上树木	说出2种以上花卉	说出2种以上水果	连续数出10以内数
前测	2	2	0	2	2	2	2	2	2	2	2	0	0	2	0	1	0	0	0	0	0	1	0	0	2	0
后测	3	2	2	3	2	2	2	3	3	2	3	3	1	3	3	1	2	1	1	0	0	3	0	1	3	3

被试一治疗前后的音乐表现能力、行为表现能力测试结果对比如表4和图1、表5和图2所示。需要指出的是表4、表5中音乐表现能力、行为表现能力具体内容的划分如前所述,百分比数据表示各部分内容的完成状况。

表3　被试一治疗前后的音乐表现能力测试结果对比

	儿童打击乐伴奏	音条乐器伴奏	电子琴演奏	音乐感受力表现	总水平
治疗前	56%	33%	67%	29%	43%
治疗后	67%	67%	67%	76%	70%

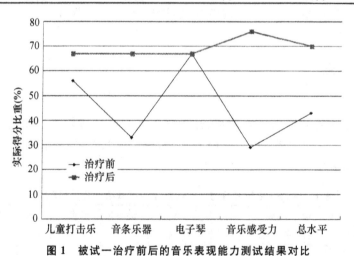

图1　被试一治疗前后的音乐表现能力测试结果对比

表4　被试一音乐治疗前后的行为表现能力测试结果对比

	语言交往能力	精神集中能力	动作协调能力	认知能力	总水平
治疗前	57%	67%	40%	10%	35%
治疗后	76%	100%	80%	54%	70%

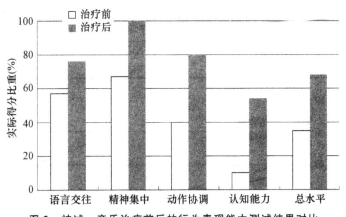

图2 被试一音乐治疗前后的行为表现能力测试结果对比

2. 被试二

被试二治疗前后的音乐训练项目、行为表现能力的测试结果统计如表 5、6 所示。她治疗前后的音乐表现能力、行为表现的测试结果对比如表 7、8 和图 3、4 所示，测量方法如前所述。

表5　被试二治疗前后的音乐训练项目测试结果统计(24次)

| | 儿童打击乐伴奏 | | | | | | | | | 音条乐器伴奏 | | | | 键盘乐器演奏 | 音乐感受力表现 | | | | | | |
	响板	沙锤	摇铃	铃圈	铃鼓	鱼蛙	三角铁	打棒	儿童架子鼓	钟琴	铝板琴	木琴	音条	电子琴	唱儿歌	模唱儿歌	歌表演	手拍节奏	脚踩节奏	即兴跳快板舞	即兴跳慢板舞
治疗前	1	1	1	1	2	1	1	1	1	1	1	1	1	1	0	0	1	0	0	1	1
治疗后	2	1	2	1	1	1	1	1	1	1	1	1	1	1	1	1	2	2	1	1	2

表6　被试二音乐治疗前后行为表现能力测试结果统计

| | 语言交往能力 | | | | | | 精神集中能力 | | | 动作协调能力 | | | | | 认知能力 | | | | | | | | | | | | |
	目光对视	有交往愿望	会使用你我他	知道自己名字	能表达简单需求	会使用形体语言交往	对别人要求有反应	能注视物体3秒以上	保持精神集中3分以上	能自然协调地走	能自然协调地跑	能双脚连跳3次以上	能准确接投球	能平地直走2米	能分辨上下前后	分辨左右	能分辨2种以上颜色	能认识2种以上形状	能说出2种以上气候	能说出四季	能说出昼夜特征	能说出2个以上节日	知道2种以上小动物	说出2种以上树木	说出2种以上花卉	说出2种以上水果	连续数出10以内数
前测	3	3	0	0	2	0	1	2	1	2	3	3	1	3	1	0	0	0	0	0	0	0	0	0	0	0	0
后测	2	1	0	1	2	0	1	3	2	2	1	1	2	1	0	0	0	0	0	0	0	0	2	0	0	3	2

表 7　被试二治疗前后的音乐表现能力测试结果对比

	儿童打击乐伴奏	音条乐器伴奏	电子琴演奏	音乐感受力表现	总水平
治疗前	37%	33%	33%	14%	29%
治疗后	41%	33%	33%	48%	41%

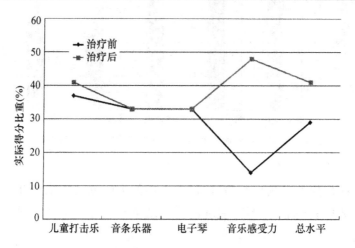

图 3　被试二治疗前后的音乐表现能力测试结果对比

表 8　被试二音乐治疗前后的行为表现能力测试结果对比

	语言交往能力	精神集中能力	动作协调能力	认知能力	总水平
治疗前	43%	50%	80%	3%	31%
治疗后	33%	83%	47%	18%	32%

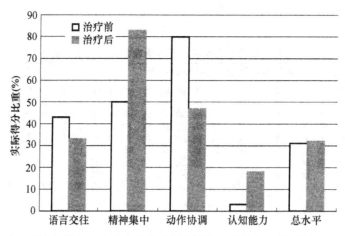

图 4　被试二音乐治疗前后的行为表现能力测试结果对比

3. 被试三

被试三治疗前后的音乐训练项目、行为表现能力的测试结果统计如表9、10所示。她治疗前后的音乐表现能力、行为表现的测试结果对比如表11、12和图5、6所示,测量方法如前所述。

表9　被试三治疗前后的音乐训练项目测试结果统计(31次)

	儿童打击乐伴奏									音条乐器伴奏				键盘乐器演奏	音乐感受力表现						
	响板	沙锤	摇铃	铃圈	铃鼓	鱼蛙	三角铁	打棒	儿童架子鼓	钟琴	铝板琴	木琴	音条	钢琴	唱儿歌	模唱儿歌	歌表演	手拍节奏	脚踩节奏	即兴跳快板舞	即兴跳慢板舞
治疗前	2	2	2	2	2	2	2	1	2	1	1	1	2	2	0	1	2	1	1	2	0
治疗后	1	1	2	2	2	1	1	2	2	1	2	2	2	2	0	1	0	0	0	0	1

表10　被试三音乐治疗前后行为表现能力测试结果统计

	语言交往能力							精神集中能力		动作协调能力					认知能力												
	目光对视	有交往愿望	会使用你我他	知道自己名字	会使用形体语言交往	能表达简单需求	对别人要求有反应	能注视物体3秒以上	保持精神集中3分以上	能自然协调地走	能自然协调地跑	能双脚连跳3次以上	能准确接投球	能平地直走2米	能分辨上下前后	分辨左右	能分辨2种以上颜色	能认识2种以上形状	能说出2种以上节日	能说出四季	能说出昼夜特征	能说出2个以上气候	知道2种以上小动物	说出2种以上树木	说出2种以上花卉	说出2种以上水果	连续数出10以内数
前测	2	0	0	0	0	0	0	2	0	0	0	2	0	0	0	2	0	2	2	0	2	2	2	2	2	2	2
后测	3	1	0	1	1	0	2	3	2	1	0	1	3	2	1	2	3	2	0	3	2	1	3	1	1	3	3

表11　被试三治疗前后的音乐表现能力测试结果对比

	儿童打击乐伴奏	音条乐器伴奏	钢琴演奏	音乐感受力表现	总水平
治疗前	62%	50%	67%	33%	54%
治疗后	52%	58%	67%	10%	40%

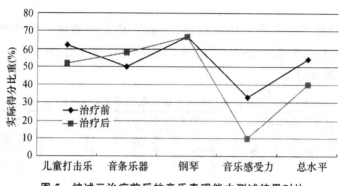

图 5　被试三治疗前后的音乐表现能力测试结果对比

表 12　被试三音乐治疗前后的行为表现能力测试结果对比

	语言交往能力	精神集中能力	动作协调能力	认知能力	总水平
治疗前	10%	33%	27%	41%	30%
治疗后	38%	83%	47%	64%	56%

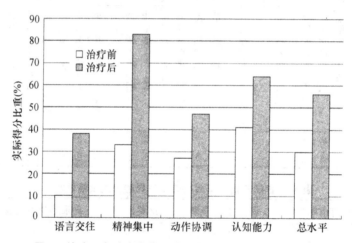

图 6　被试三音乐治疗前后的行为表现能力测试结果对比

4. 被试四

被试四治疗前后的音乐训练项目、行为表现能力的测试结果统计如表 13、14 所示。她治疗前后的音乐表现能力、行为表现的测试结果对比如表 15、16 和图 7、8 所示,测量方法如前所述。

表 13　被试四治疗前后的音乐训练项目测试结果统计（23 次）

	儿童打击乐伴奏									音条乐器伴奏				键盘乐器演奏	音乐感受力表现						
	响板	沙锤	摇铃	铃圈	铃鼓	鱼蛙	三角铁	打棒	儿童架子鼓	钟琴	铝板琴	木琴	音条	钢琴	唱儿歌	模唱儿歌	歌表演	手拍节奏	脚踩节奏	即兴跳快板舞	即兴跳慢板舞
治疗前	1	2	2	2	2	2	2	2	1	1	1	1	2	0	2	2	0	2	0	1	2
治疗后	1	1	2	2	2	1	2	2	2	2	1	2	2	2	0	1	0	0	0	0	1

表 14　被试四音乐治疗前后行为表现能力测试结果统计

	语言交往能力							精神集中能力		动作协调能力					认知能力											
	目光对视	有交往愿望	会使用你我他	知道自己名字	会使用形体语言交往	能表达简单需求	对别人要求有反应	能注视物体3秒以上	保持精神集中3分以上	能自然协调地走	能自然协调地跑	能双脚连跳3次以上	能准确接投球	能平地直走2米	能分辨左右	能分辨上下前后	能分辨2种以上颜色	能认识2种以上形状	能说出四季	能说出2种以上气候	能说出2个以上节日	知道2种以上小动物	说出2种以上树木	说出2种以上花卉	说出2种以上水果	连续数出10以内数
前测	2	2	2	2	2	0	2	2	3	1	2	2	1	1	0	0	0	0	0	2	0	0	0	2	2	2
后测	3	2	3	3	2	1	2	2	3	1	1	2	3	2	0	1	0	2	0	0	2	0	1	1	3	3

表 15　被试四治疗前后的音乐表现能力测试结果对比

	儿童打击乐伴奏	音条乐器伴奏	钢琴演奏	音乐感受力表现	总水平
治疗前	59%	42%	0%	43%	48%
治疗后	59%	58%	33%	48%	54%

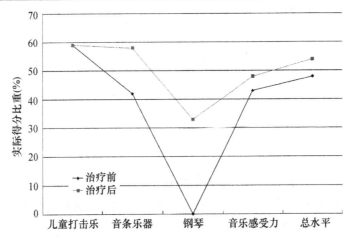

图 7　被试四治疗前后的音乐表现能力测试结果对比

表 16　被试四音乐治疗前后的行为表现能力测试结果对比

	语言交往能力	精神集中能力	动作协调能力	认知能力	总水平
治疗前	57%	66%	47%	31%	43%
治疗后	76%	100%	67%	44%	59%

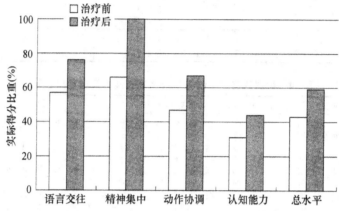

图 8　被试四音乐治疗前后的行为表现能力测试结果对比

　　根据以上四名被试儿童治疗前后的实验数据,可看出音乐治疗对改善儿童行为障碍产生了作用。我们选取每个孩子进步较大的前三项行为表现(如表 17 所示),来说明音乐治疗对智障儿童的具体作用,从而使我们今后对智障儿童的音乐治疗更具针对性。

表 17　四名儿童音乐治疗后行为表现取得进步的前三项统计

	语言交往能力	精神集中能力	动作协调能力	认知能力	总水平
被试一		✓	✓	✓	
被试二		✓	✓	✓	
被试三		✓	✓		✓
被试四	✓	✓	✓		

五、讨论

　　在通过对以上四名不同类型的孤独症儿童进行音乐治疗,改善他们行为表现的能力(语言交往能力、精神集中力、动作协调能力、认知能力)的过程中,实验研究人员从儿童的行为表现中发现,这些儿童主要在精神集中能力、动作协调能力和认知能力方面进步明显,但不同类型的智障儿童需要改善的行为障碍类型又各有不同,表现为以下四种情况:

1. 唐氏综合征儿童对音乐的较强敏感度促使其治疗后行为表现能力显著改善

从被试一的行为表现进步幅度体现了这一可能性。在音乐治疗过程中，被试一通过音乐律动训练动作协调能力进步幅度最大；其次通过活泼的歌舞表演和带有生活小常识的儿歌学习，提高了被试一的认知能力；其三，在治疗与教育交叉的欢乐训练气氛中还提高了被试一的精神集中能力。

2. 情绪不稳定的智力落后儿童可以通过音乐表演活动改善情绪和行为表现

从被试三的行为表现进步幅度体现了这一可能性。在音乐治疗过程中，被试三虽然开始阶段抵触治疗师指令，对外界态度冷漠，但由于从开始就喜欢各种儿童敲打乐器，尤其在儿童架子鼓的训练中，治疗师给予被试三充分的表演空间，使其从宣泄性的砸鼓到用架子鼓为音乐伴奏，消极的情绪发生了根本性的变化，促进了被试三精神集中能力、动作协调能力以及行为表现总水平的改善。

3. 音乐治疗的作用大小取决于智障儿童情绪变化的程度

在被试二、四的量表中体现了这一现象。这两位儿童虽然在音乐的表演能力上有很大的差异，但治疗后的音乐、行为进步都不明显，我们发现了他们一个共同的特点，情绪始终变化不大，无论是高兴还是沉默寡言，没有通过音乐出现过瞬间的兴奋，说明音乐没有对他们发生刺激作用，因而这类儿童的音乐治疗疗效只有靠延长治疗时间来产生，要设法提高他们情绪变化的程度。

在本次音乐治疗实验中，研究人员发现了以下音乐治疗对智力落后儿童的作用（表17）：

（1）不同类型的智力落后儿童经过音乐治疗后全部在精神集中能力和动作协调能力方面有进步。

（2）注意力基础好的智力落后儿童可以通过音乐治疗与音乐教育的结合提高认知能力。

（3）情绪不稳定的智力落后儿童通过找到自己喜欢的音乐治疗方法的"正强化"训练，可以使其行为表现总水平得到提高。

（4）喜欢唱歌的智力落后儿童可以通过音乐治疗提高他的语言表达能力。

六、小结

从本次治疗研究结果中看出，音乐治疗的作用已经在不同类型的智力落后儿童音乐治疗实验量表中体现出来，对精神集中能力和动作协调能力的作用最为明显。

通过实验研究总结出的智力落后儿童音乐治疗特点可以提供给残疾人康复机构

的训练人员和特殊教育工作者在音乐治疗实践中参考。

实例报告三　音乐治疗在自闭症等特殊儿童
教育安置形态中的作用

　　自闭症或称孤独症,又称阿斯博格综合征等,在临床上表现为行为怪异,并有认知功能、语言功能及人际社会沟通等方面的特殊精神病理,以致患者的社会生活适应有显著困难且伴有广泛性发展障碍。

　　自闭症的行为特征表现为不理人、不看人、我行我素、不合群,一半以上的患者无语言沟通能力,具有固着性行为、"鹦鹉学舌"语言。

　　差异性大是自闭症等特殊儿童的一个显著特点。由于我校的普、特融合特色为不同类型的自闭症等特殊儿童提供了较多种安置形态,可以针对这种情况通过音乐治疗最大地调节他们的情绪等问题,开发他们的潜力,使其进入最适合的安置形态,参与学校生活和康复训练。

　　(1) 自闭症儿童的情感交往问题。有的儿童怯懦、胆小、自卑,羞于与其他儿童交流、谈话;有的儿童自我封闭,拒绝与其他儿童交流、接触;有的交流方法异常(如攻击行为、自伤行为、异常癖好等);更有的对周围环境漠视。

　　(2) 自闭症儿童的注意力问题。相当一部分自闭症儿童都存在注意力不集中的问题,表现为不能持久参与某一项活动,一点小动静或小问题(如旁边有人打喷嚏、某个教学用具发生变化)都会把他的注意力吸引过去,影响课堂教学效果。

　　(3) 自闭症儿童的语言障碍主要表现为口吃、言语不清等。

一、对自闭症等特殊儿童的治疗

　　对自闭症等特殊儿童的音乐治疗主旨是,使其能够尽快地进入融合班级学习。本研究采用的途径是:个别训练—小组训练—融入班级。

(一)音乐治疗个别训练过程

音乐治疗的个别训练程序如下:
　　(1) 随机选出做音乐治疗的 8 岁以下的两名自闭症、一名脑瘫儿童,共三人。
　　(2) 调查学生基本情况,除最基本的信息外,还要调查母亲孕期及分娩情况,以及儿童生长发育史、生活环境情况、家庭教育情况等。
　　(3) 进行学生能力前测,找出靶行为(需要纠正的问题行为),确定靶目标(改变目前问题行为所要达到的目标)。

(4) 做每次训练的记录,写下训练效果及下次训练目标。

(5) 进行 20 次个别训练后的中测,修正或补充训练方案。

(6) 进行继续训练 20 次的后测及总结。

(二)音乐治疗训练方法与手段

1. 音乐治疗训练方法

(1) 即兴法,指通过让被治疗者参与即兴乐器演奏、心理音乐短剧表演、音乐创作等方法,直接表达出其真实的心理活动及感受,便于治疗师准确把握被治疗者的真实状况,引导治疗。

(2) 奥尔夫音乐教学法,其特点是将唱、动、奏三种音乐表现融为一体,形成一种音乐游戏的模式。在自闭症等儿童的音乐教育中,对奥尔夫音乐教学法的运用主要强调手段的丰富性、灵活性、生动性,淡化技巧的深度训练,其中让儿童在音乐伴奏下即兴表演的启发式教学十分适合发展水平参差不齐的自闭症等儿童共同体验音乐。

2. 音乐治疗训练手段

(1) 歌唱。演唱或接唱简单的儿童歌曲,不但能逐渐提高语言交流、语言表达能力,增进自闭症认知学习能力和记忆力,同时还可以集中儿童的注意力,提供儿童与他人的互动机会。

(2) 聆听。听音乐可以改善儿童的不良情绪状态及注意力,发展辨认有声及无声的能力(如随音乐开始与停止)。在聆听音乐的同时,可以引导儿童做简单易学的律动动作。

(3) 乐器演奏。可以集中儿童的注意力,发展其合作能力。乐器的演奏对于自闭症等儿童来说,可以改善、减少攻击性行为和刻板行为出现,改进、提高精细动作协调能力,增进手眼的协调能力,提高对外界音响的反应力。由于自闭症等特殊儿童缺乏与人沟通的技巧,乐器演奏这种多元又安全的活动有助于抒发其压抑的情绪。在自闭症等特殊儿童情绪不稳定、刻板行为持续出现的情况下,儿童架子鼓就是一个非常理想的转移注意力和情绪发泄的对象。在儿童随意用力敲打架子鼓的过程中,教师加入音乐与之配合,用音乐加以引导,逐步稳定儿童情绪,并使其能随音乐的节拍敲击架子鼓,短时间地享受演奏的成功,也会给他带来一种快乐。

(4) 律动。按照节奏活动身体,有助于改善、减少儿童的刻板行为,加强肢体协调性的训练,同时培养其观察能力和模仿能力,培养优美的体态。

二、对两名有情绪障碍问题的自闭症儿童的音乐治疗过程

1. 小昭

在音乐治疗室中,小昭总是寻找教室的角落靠在墙边席地而坐,心不在焉地看着身边的事物,周围的一切似乎与他毫无关系。沉浸于自己的世界中,他会出现一些刻板行为,对身边的人们表现出明显的抵触。

最初要求过多,小昭抗拒进入音乐治疗室。进入之后会大哭大闹攻击治疗师,我们对他的哭闹不予理睬,先用激烈的钢琴曲配合其苦恼的情绪,再逐渐转为柔和的音乐安抚情绪,最后变为明快、轻巧的音乐节奏,他竟随着这种情绪笑了两声。几次之后,完全没有了哭闹的行为,再加入适当的要求,让他随音乐律动,玩打击乐器,有时可以用很强的力度敲击架子鼓,抗拒行为及刻板行为明显减少了。训练中,聆听音乐做律动为我们提供了一个密切的"一对一"或"二对一"的活动空间。当我们一起在优美、柔和、舒展的音乐中活动时,尝试着拉起小昭的手随音乐晃动身体,他的手臂会逐渐由开始时的紧张、僵硬变得放松、柔软,并且能逐渐地跟我们参与到音乐中。这个时候你会发现他的表情也在发生变化,皱起的眉头会慢慢舒展开,脸上也会出现短暂的笑容。中测前已经可以和治疗师有"问好"、"再见"、对(接)唱、律动、表演唱等互动活动了。即使在情绪极不稳定的情况下参与音乐治疗,也可以在音乐活动调整为积极的情绪。最后,他能够以稳定的情绪参与音乐治疗,使得其在情绪交往、肢体协调、认知等方面的能力有了明显的提高。

2. 文文

在音乐治疗初期注意力集中很差,一点儿小的声音、一件小事都会引发起文文的刻板行为,或者是老师弹奏他不喜欢的音乐时,他马上会做出反应,提出一些与音乐治疗完全不沾边的问题或是在训练中不断重复同一句话,与此同时其注意力也是极为涣散的。在此类情况下,需要治疗师注意观察并及时变换训练方法,吸引其注意力,帮助他在短时间内享受到成功的喜悦。例如,弹奏(唱)其喜爱的歌曲,如《牧童》(捷克民歌)、《解放区的天》、《秧歌曲》等。逐渐地他会在音乐中听从治疗师的指令,使用甩琴和打击乐器随音乐伴奏,还可以听音乐唱歌曲、做音乐律动。文文喜欢软质的道具,如彩带、纱巾、手绢等,在音乐律动中,他能跟治疗师一起随音乐舞动这些软质的道具。在 40 次的音乐治疗训练中,文文在情绪、交往、动作协调性、认知能力等方面都有明显的改进。

三、治疗效果

从以下图表中可以看出两名接受音乐治疗的自闭症学生和一名脑瘫学生的情绪交往、行为能力及音乐活动参与度能力提高的幅度。

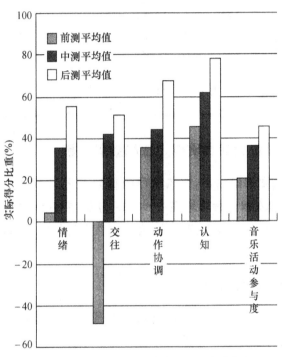

三名音乐治疗学生前、中、后测平均值对照图

情绪改善方面平均提高幅度为 68.23％，交往能力方面平均提高幅度为 73.1％，动作协调性方面平均提高幅度为 43.33％，认知能力方面平均提高幅度为 32.87％，音乐活动参与度平均提高幅度为 24.84％。

四、接受音乐治疗的学生效果及安置形式对比、分析

通过以下分析表可以清楚地看到接受音乐治疗的三名学生的治疗效果。

三名音乐治疗学生治疗效果分析表

姓名	靶行为	靶目标	主要训练方法	是否显效	能否做小组音乐治疗	能否融入班级上音乐课	能否融入班级全日上课
文文	注意力极度涣散	能集中注意力15分钟以上	打击乐为歌曲伴奏	是	能	能	否
小昭	情绪问题严重（攻击行为）；情感淡漠	改善情绪，接纳较为熟悉的同伴	架子鼓为音乐伴奏；听音乐律动	是	能	否	否
小宇	缺乏与人合作比较自我	能够参与各种活动	打击乐为歌曲伴奏，律动表演	是	能	能	能

五、音乐治疗对进入融合班级上课的效果分析

通过对三个典型案例的对比，音乐治疗的显效率为100%，进入小组做音乐治疗的概率也为100%，只有融入普通班级音乐课的为66%，融入班级全日上的为33%。

由于小昭的攻击行为具有不确定性，为了全体学生的安全，暂时没有让他融入集体之中。

六、音乐治疗与融合教育

虽然音乐治疗与融合教育有各自的体系，但音乐治疗引入到对有特殊需要儿童的康复教育之中，我们就可以让音乐治疗为融合教育服务。

首先，音乐治疗为融合教育提供了前提。音乐治疗为那些进入融合教育的边缘学生提供了有针对性地康复训练，使之尽快地进入到融合集体之中；

其次，音乐治疗可以作为参与融合教育的阶梯，让那些不能直接进融入班级学习的儿童，接受针对性强的有效训练，使尽可能多的有特殊需要的儿童融入普通班级；

再次，音乐治疗开阔了融合教育的空间，能够尽可能多地让有特殊需要的学生进入融合教育，促进了融合教育的发展；

第四，融合教育也为音乐治疗开辟了新的土壤，使音乐治疗在教育领域有更广阔的应用前景。

七、问题及困惑

（1）理智分析实验对象情况，不是所有的有特殊需要儿童都能够融入班集体。对靶行为严重的，不能融入班集体的，先安排在小组学习之中。

（2）实验对象的范围比较小，只是小范围的研究，还需进一步扩大实验对象的数量，使结果更具科学性。

（3）融合教育将成为有特殊需要学生的主流安置方式，应得到社会、学校、家长、教师的认可和支持。

总之，"融合教育"的理念强调特殊学生与一般学生的相似性，而非差异性，所以主张在相同环境下提供的特殊教育方法，音乐治疗能够起到一定的辅助作用，使融合教育所面对的人群有所扩大。

（本实例报告作者：北京市朝阳区新源西里小学特殊音乐教师张艳丽、周玲）

实例报告四　音乐治疗在资源教室辅助手段中的应用研究

一、特殊儿童、音乐治疗与资源教室

1. 特殊儿童

本文所指的特殊儿童为本课题的实验对象，新源西里小学特教班的三名特殊儿童，包括脑瘫儿童 1 名、自闭症儿童 2 名。

2. 音乐治疗

我国的音乐治疗始于 20 世纪 80 年代。十几年来，音乐治疗在特殊教育领域中的应用十分有限。随着首都特殊教育与相关学科的共同发展，特殊教育对音乐治疗的关注和需求已经进入一个新的发展阶段。音乐治疗作为一种心理治疗手段在特殊教育中的作用已经得到国内外的广泛认可，我国在使用的广度和研究的深度上有很大差距。

3. 资源教室

资源教室是在普通学校或特殊教育学校建立的集特殊教育课程、教材、专业图书以及学具、教具、康复器材于一体的专门的教室。它具有为特殊教育需求儿童提供咨询、个案管理、教学心理诊断、拟订儿童个别化教育计划、教学支持、学习辅导、个别补救教学、康复训练和教育效果评估等多种功能，以满足具有显著个别差异儿童的特殊教育需求。

4. 特殊儿童、音乐治疗、资源教室的关系

北京的资源教室自 2003 年以每年十所学校的速度蓬勃发展，但是资源教室运作和完善处于探索阶段，该实验是将音乐治疗引入到资源教室中，作为辅助手段对特殊儿童提供支持性服务，拓展资源教室的功能，丰富资源教室的手段，吸收相关人员进入资源教室工作领域，建设资源教师团队，为资源教室的发展起到促进作用。

二、研究对象和方法

(一) 研究方法

研究方法包括:个案研究法、实验研究法、观察法、评价研究法。

(二) 研究过程

1. 训练形式

主讲一人(具备娴熟的音乐表演能力)、伴奏一人(具备娴熟的键盘或六弦琴等乐器的演奏能力及即兴编配伴奏的能力)、儿童辅导、观察员一至两人(具有与特殊儿童相关的教育、心理学文化修养并喜爱音乐)。

2. 研究程序

挑选被试——前测,分析制定 IEP——实施 IEP,监控录像——分析,修正——实施 IEP,监控录像——后测,对比分析——制定新的目标

3. 详细说明

在该实验中,三名实验对象每人每周参加实验一次,每次 30 分钟,40 次为一个试验周期,全程跟踪记录并采取前后对照的单一被试实验方法进行研究。首先对每位被试儿童进行前测,并制定详细地 IEP,每个儿童的特点不同,目标也不尽相同,两个自闭症儿童中,一个以情绪缓解为目标,一个以语言沟通为目标,脑瘫儿童则以肢体协调为目标。然后在 IEP 的指导下进行训练,并进行全程跟踪,教师在训练后进行分析,记录每次实验中行为表现数据,并根据反馈信息调整训练方法。在训练 20 次后进行中期评估,40 次后进行后期评估。

4. 测量的项目说明

(1) 儿童发展水平,包括:情绪、交往、动作协调和认知四大方面,41 小项评价内容;

(2) 音乐能力方面,包括:儿童打击乐伴奏、音条乐器伴奏、键盘乐器演奏、音乐感受力四大方面,25 小项内容。

三、研究阶段

1. 第一阶段

第一阶段是准备阶段,这个阶段所做的工作有:

(1) 资源教室尽力为音乐治疗实验搜集了国内、外关于音乐治疗的有关资料。

(2) 硬件基础:在资源教室的安排下,2005 年学校注资近 20 万元,筹备和修建了

音乐治疗室,购买了各种音乐治疗所需的乐器和器材,安装了比较完善的监控系统,为音乐治疗实验提供了物质准备。

（3）对课题组成员进行培训,资源教室为参与音乐治疗的教师争取和安排学习的机会,先后安排老师参加了奥尔夫培训班、音乐治疗培训班。

（4）专家指导:为了使音乐治疗实验顺利开展,我们聘请北京联合大学特教学院陈莞教授每周到学校亲自指导,指引音乐治疗的方向。

（5）对课题组成员进行了分工。各方人员安排和责任如下:课题组组长由资源教师担任,负责为课题组争取和提供所需资源及组织实施工作;课题主持人聘请教授,负责课题的设计、论证与实施指导;课题组主要成员为音乐教师、班主任,完成学生的评估、实施和总结工作,并将这些教师纳入到资源教室的队伍。

（6）开展研讨和交流活动。课题组于 2006 年 11 月邀请留学德国的留学生来我校与课题组进行交流,使课题组成员受益匪浅;2007 年 3 月和 4 月,全国特教学校校长高研班的领导和瑞典专家来校实地观摩和交流。课题立项以来在资源教室的运作下,课题组成员多次开展交流研讨活动,不断完善课题研究方法,经常交流工作的进展情况。通过交流,大家更进一步明确了课题研究的目标,增强了对资源教室和音乐治疗的认识,水平及能力得到了进一步提高。

2. 第二阶段

第二阶段是研究阶段,所做的工作有:

（1）2006 年 1 月～2006 年 3 月编写和修改评量手册;

（2）2006 年 3 月～2006 年 4 月对学生进行了测验,拟定 IEP;

（3）2006 年 5 月～2007 年 3 月在摸索中进行 IEP 的前 20 次治疗;

（4）2007 年 4 月进行了中期评估;

（5）2007 年 5 月～2007 年 10 月在反馈中改进和实施 IEP 的后 20 次实验;

（6）2007 年 11 月进行后测和分析;

（7）2007 年 12 月～2008 年 3 月,分析和总结实验成果。

四、实验成果

1. 资源教室方面的阶段性成果

（1）资源教室在该课题的实施中,提供了资讯、专业技术方面的支持,并承担了人员选拔、组织和服务工作,使课题顺利开展。

（2）初步摸索出音乐治疗个案的操作流程;音乐治疗 IEP 的操作程序与其他基本相同,通过前测和分析制定目标,通过实施和分析了解情况做出相应调整,通过后测确定操作效果和制定下一阶段的目标。

（3）扩充了资源教师队伍，初步形成团结互助的资源教师团队；

（4）提高了教师的业务水平，两位负责训练的教师分别在区级和校级评课中获得奖项，特别要指出的是，在音乐治疗课题实施的过程中，教师应对特殊儿童的训练手段不断增多，为特殊儿童进入普通班参与课堂打下了更加坚实的基础，促进了我校特殊学生部分时间制随班就读的工作。

2. 资源教师团队建设经验

（1）从实际出发，合理定位：根据课题需求，确定资源教师的服务方向，即运用音乐治疗理念和技术为学生提供服务。

（2）关注需求，选择对象：资源教室确定人员要求，面对全体教师进行调查，挑选出既懂教育和心理，又懂音乐的资源教师承担此项工作。搭设平台，多层次培养：在选好资源教师后，进行普及型培训，包括科研知识、资源教室相关学习内容等；然后定向培养，安排音乐治疗培训。

（3）加强沟通，壮大资源教室团队：资源教室吸收更多的相关人员介入，在工作中将专家、班主任老师、专业教师、家长联结在一起，共同制定和修订计划，在专业方面得到专家的指导，在辅助方面得到家长和班主任教师的支持，将班主任和专业教师吸收到资源教室团队中。

3. 音乐治疗方面的阶段性成果

（1）在原《音乐治疗手册》的基础上，研究并制定了最新版本的《儿童音乐治疗测量手册》（试用版），进一步提高儿童音乐治疗测量体系的有效性；

（2）增加了国内外相关学习材料及实验用音像材料，大大丰富了实验研究教师的研究和训练的空间；

（3）经过120人次，约3600分钟的音乐治疗训练，音乐治疗作为资源教室辅助手段为学生提供服务，在改善情绪、肢体康复、培养关注和参照能力方面有一定的效果。

（4）音乐治疗理念和技术手段开阔了参与教师的眼界，提高了业务水平。为其他教师提供了参考。

（本实例报告作者：北京市朝阳区新源西里小学教务主任朱振云）

实例报告五　音乐治疗对先天愚型儿童作用的个案研究

音乐治疗是通过音乐的社会作用、物理作用和心理作用来达到治疗的目的。运用此原理，2002年10月8日至2004年10月12日我与北京联合大学特教学院音乐教育专家陈莞老师一起对一名先天愚型(也称唐氏综合征)儿童进行个别训练研究,通过训练发现能够提高先天愚型儿童的反应能力和认知水平,并运用奥尔夫乐器提高了实验对象语言及肢体的灵敏度和协调性。本次我们主要运用的实验工具是奥尔夫打击乐器(沙锤、响板、摇铃、铃鼓、三角铁等),儿童音条乐器(音条、铝板琴等),键盘乐器(电子琴)与音响资料等来辅助本次的实验。

一、个案基本情况

黄某,女,7岁,先天愚型,智商(IQ)为37,她性格活泼、好动,说话口齿不清楚,最多只能说两个字,对音乐非常敏感,能够听着音乐不经意的律动起来。她的父母均为本科学历,身体健康。

二、实验的方法

本研究在吸收国内外专家对智障儿童音乐治疗的先进经验基础上,运用心理学、音乐学、教育学、生理学等理论进行应用性研究、实验。

(1)实验假设:用音乐行为作强化物,发展智障儿童的反应力、注意力、身体协调、语言交往、认知等能力。

(2)实验方法:单被试实证实验法。

(3)自变量:用奥尔夫音乐教学法等"唱、动、奏"综合音乐训练方式做行为矫正的强化物。

(4)因变量:改善智障儿童适应社会的障碍行为。

三、实验的过程

进行音乐治疗实验前,首先对被试进行行为和音乐能力的初次评估,建立较详细的音乐治疗记录手册,制定个别训练方案,针对他的具体情况制订不同远近的训练目标和内容。

为让实验对象有一个好的训练环境和空间,在训练前,按音乐治疗的实验要求,对治疗室全面装修,铺设了木质地板,软包了墙围,安装了闭路电视和4个角度的摄像头。购置了训练用的西班牙产奥尔夫乐器,训练室装饰以暖色调为主,以利于调控实验者的情绪,更好地进行训练。

我们每次训练的时间定在每周二上午。由于被试精神集中时间比较短,因此把每次训练时间控制在30分钟之内。

本次实验以音乐治疗专家张鸿懿教授所编写的智障儿童歌曲为实验教材。歌曲大多数以学唱动物的歌曲为主,歌词内容短小、有趣,一般都在四句左右,曲风欢快,适合运用于音乐治疗训练,与此同时结合教材内容以听、看、说、唱、动、奏等多种音乐训练手段的有机结合来训练被试多种感官的敏感度。

　　每次有两名治疗师参与训练,一名负责策划每次训练内容及电子琴弹奏,另一名为主训。训练中,被试如果很喜欢某样乐器,治疗师就会随着她的情绪而进行相应的训练,从而针对这个乐器来配上适当的歌曲。如:小敲打乐器——三角铁,它需要配上歌曲《闪烁的小星星》,这样使歌曲与乐器更加和谐。一般情况下,被试高兴时,就会拿起小敲打乐器不停地敲,并听着美妙的音乐律动。她的情绪变化很不稳定,时好时坏,这就需要借用各种手段、方法来吸引她的注意力,缓和她的情绪,调动其积极性。如:在她不高兴或情绪低落时,治疗师就会拿出玩具来吸引她,对她提出要求和目标,如果达到要求就会奖励她玩具,以便更好的配合训练达到预期的实验目的和效果。活动中治疗师还经常使用鼓励式语言来调动实验者的积极性,尤其是在她精神不振,注意力不集中时,治疗师会及时调整训练内容。首先与实验者一起听音乐玩一玩、动一动,稳定她的情绪,而后再进行本次训练的内容,使训练过程循序渐进、环环相扣,具有完整性。

　　治疗的全过程是通过监控录像进行的,每次训练以后,训练人员都会看录像资料分析本次训练存在的问题、取得的效果,仔细研究和观察实验者通过本次训练有哪些进步、哪些不足,并给予及时总结分析,制定出下次训练的目标和内容。

四、结果与分析

　　通过长达 40 次 2520 分钟的音乐治疗训练,被治疗儿童的各方面能力有明显的提高,尤其是音乐感受力、动作协调、认知能力提高得最为明显。具体情况如下表:

表一　黄某音乐能力前、中、后对照表

指标类别	满分	前测 2002.11		中测 2003.11		中前对比	后测 2004.10		前后对比
		得分	百分比%	得分	百分比%	百分比%	得分	百分比%	百分比%
儿童打击乐	27	15	56	17	63	7	18	67	11
音条乐器	12	4	33	5	42	9	8	67	34
键盘乐器	3	2	67	2	67	0	2	67	0
音乐感受力	21	6	18	7	33	15	16	76	58

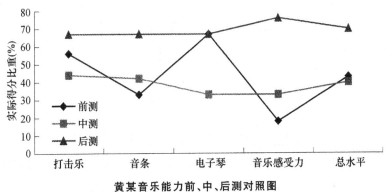

黄某音乐能力前、中、后测对照图

从测试情况看,黄某经过 40 次训练,除键盘乐器外,都有不同程度的进步。

打击乐提高了 11％,音条乐器提高了 34％,音乐感受力提高了 58％,总的提高了 27％,说明音乐治疗训练的强度与技能的形成成正比。

表二　黄某行为能力前、中、后对照表

指标类别	满分	前测 2002.11		中测 2003.11		中前对比	后测 2004.10		前后对比
		得分	百分比％	得分	百分比％	百分比％	得分	百分比％	百分比％
语言交往	21	12	58	14	67	9	16	76	18
精神集中	6	4	67	6	100	33	6	100	33
动作协调	15	6	40	11	64	24	12	80	40
认知能力	39	4	10	8	21	11	21	54	44

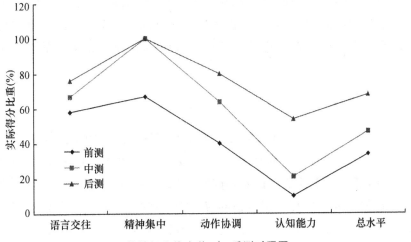

黄某行为能力前、中、后测对照图

从上述表中显示,黄某经过 40 次训练,语言交往能力提高了 9％,精神集中能力已经达到标准 100％,动作协调提高了 40％,认知能力提高了 44％,总的提高了 34％,提高最为明显的是认知能力,这充分说明,音乐治疗对先天愚型儿童各方面能力的提高起着推动和促进作用的。

五、结论

(1) 在长达 40 次的训练过程中,治疗师运用"奥尔夫"乐器、游戏等方法对被试者进行反复训练,由初测成绩 6 分提高到 16 分,这说明,用音乐治疗手段能够补偿被试者的反应能力,从而使被试者在与人交往过程中从被动到主动。

(2) 音乐是先天愚型儿童最为敏感的学科,她对音乐有着与生俱来的喜好,治疗师以此为契机,抓住被试者的优点,借助音乐进行训练,如:一些抽象的事物、知识、歌曲等内容,训练师利用音乐的美妙旋律来吸引和调动被试者,从而帮助被试者更快的理解所学知识起到了很好的促进作用,被试者通过本次实验认知水平提高显著,由初测成绩 4 分提高到 21 分,这充分体现了音乐治疗在实验中的作用是非常明显的。

(3) 在音乐治疗过程中,通过运用"奥尔夫"乐器、音乐教学法等"唱、动、奏"综合音乐训练方式进行了系统的训练,被试者能够很熟练的运用"奥尔夫"乐器(如铃鼓、打棒、钟琴等)为简单歌曲伴奏,左右手配合协调,节奏感也有明显的提高。

(4) 为了提高实验者的语言表达能力,训练中,治疗师通过运用语言交流、互相问好、反复演唱歌曲等训练被试者,在初期的时候,被试者只能说出两个字"你好!"到会说四个字"老师你好!",直至现在能够完整地说出一句话"曹老师你真漂亮",从这个结果看出音乐治疗对促进被试的语言和肢体协调方面发展都起到了很好的作用。

六、讨论与建议

(1) 训练师即兴伴奏和应变的能力是音乐治疗顺利进行的重要保证。

由于先天愚型儿童的情绪具有多变性,高兴时会很顺从,不高兴时会大呼小叫,揣东西、咬东西,甚至用手抓自己的脸,种种不良的情绪行为,会大大影响到训练过程的正常进行,这就需要治疗师要有很强的应变能力和驾驭力,要时刻注意观察被试对象的一举一动,随着她的情绪变化而改变训练内容,而且治疗师还要具有很强的即兴伴奏能力,否则,缺乏音乐感染力将使音乐治疗的疗效大打折扣。

（2）训练内容要由易到难，由浅入深。

由于先天愚型儿童具有智力低下、认知能力差，记得慢、忘得快的特点，治疗师针对这一特点在训练中要使内容形象化、具体化、生动化、由易到难，由浅入深、循序渐进的过程，以小步子多循环的方式进行音乐治疗训练。

（3）选择曲目要有针对性、准确性、实用性。

歌曲在音乐治疗训练中有着举足轻重的作用，是不可缺少的一个元素，她对帮助被试者进行语言训练、记忆能力、思维能力等培养起着促进作用。因此在选择歌曲时要针对实验者自身特点和情况来选材，要选择实验者喜欢而且容易理解接受的歌曲，这样有助于提高训练效率。

（4）音乐治疗需要多方配合，进行延续性的训练。

由于本次实验是单被试实验的过程，只针对实验者个人进行了实验研究，虽然通过音乐治疗训练补偿了她部分能力的缺陷，但是不能达到提高整体水平的高度。因为，音乐治疗只是促进被试对象个别能力提高的一个手段而已，方式单一，受一定的局限，因此，需要融和其他学科的参与以及学校、家庭的配合，使音乐治疗长期坚持下去，更好地补偿先天愚型儿童自身缺陷，使音乐治疗成效更加显著。

（本实例报告作者：北京通州培智学校音乐教师曹娟）

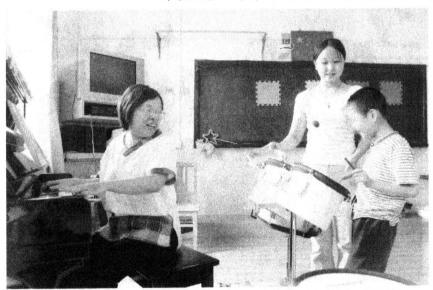

北京市崇文区培智学校王昕老师（中）与笔者（左一）合作进行儿童音乐治疗实践

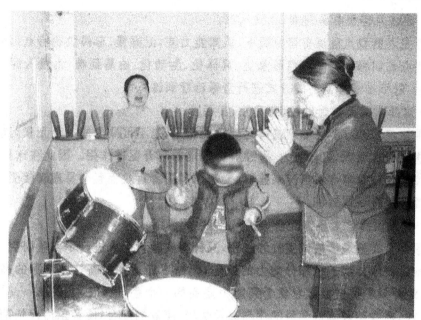

北京朝阳区新源西里小学张艳丽（左一）、周玲（右一）二位老师儿童音乐治疗活动照片

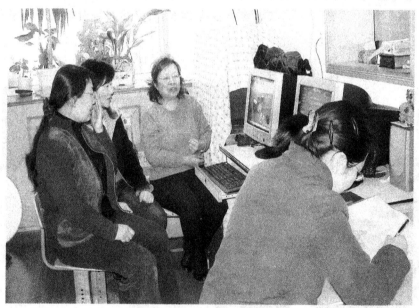

笔者（右二）与北京市朝阳区新源西里小学儿童音乐治疗实验组成员共同
做儿童音乐治疗录像回放分析

主要参考文献

〔美〕Hanser S B. 新音乐治疗师手册. 1999.

〔美〕Heward W L. 特殊需要儿童教育导论. 第8版. 肖非,等,译. 北京:中国轻工业出版社,2007.

〔美〕Hodges D A. Handbook of Music Psychology. 2nd ed. 刘沛,任恺,译. 长沙:湖南文艺出版社,2006.

〔美〕Maslom. 马斯洛人本哲学. 成明,编译. 北京:九州出版社,2003.

〔美〕Miltenberger R G. 行为矫正的原理与方法. 胡佩诚,等,译. 北京:中国轻工业出版社,2000.

〔英〕Pavlicevic M. 音乐治疗理论与实践. 苏琳,译. 北京:世界图书出版公司,2006.

北京国际特殊教育学者讲坛. 克莱夫·罗宾斯博士音乐治疗方法体系讲座. 北京:北京联合大学特殊教育学院,2005.

北京新源西里小学儿童音乐治疗实验基地. 儿童音乐治疗测量手册(试用版). 北京:新源西里小学,2008.

〔苏〕波波娃. 音乐的体裁与形式. 张洪模,译. 北京:人民音乐出版社1955年.

陈国权. 歌曲写作教程. 北京:人民音乐出版社,2000.

陈莞. 对孤独症儿童音乐治疗方法的研究. 北京:北京联合大学特殊教育学院院级重点课题论文,2002.

陈莞. 音乐教法与音乐治疗讲义(试用本). 北京:北京联合大学特殊教育学院,2007.

陈莞. 音乐治疗在特殊教育中实施的探索. 中国特殊教育,2005,5.

陈莞. 音乐治疗在智障儿童教育中的作用. 教育探索,2006,7.

高师《声乐基础教程》教材编写组. 声乐基础教程(第一册). 北京:人民音乐出版社,2004.

高天. 音乐治疗导论. 北京:军事医学科学出版社,2006.

高天. 音乐治疗学基础理论. 北京:世界图书出版公司,2007.

国际音乐治疗大师班暨中国音乐治疗发展策略研讨会. 中央音乐学院主办中国音乐治疗学会协办,2004年3月.

〔美〕汉尔斯 B. 音乐治疗师手册. 苏琳,译. 音乐治疗学科信息,1994、3;1996、4.

何化均,卢廷柱. 音乐疗法. 北京:科学普及出版社,1995.

侯玉波. 社会心理学. 北京:北京大学出版社,2002.

姜德强. 在特殊教育中音乐治疗歌曲与音乐教育歌曲比较研究. 北京:北京联合大学特殊教育学院,2007.

〔德〕卡尔·奥尔夫. 学校音乐教材:回顾与展望. 北京:中国音协奥尔夫专业委员会,2001年8月.

黎英海.歌曲即兴伴奏编配法.北京：人民音乐出版社,1998.

李妲娜,修海林,尹爱青.奥尔夫音乐教育思想与实践.上海：上海教育出版社,2002.

李伟亚,方俊明.学校情景中的音乐疗法.中国特殊教育,2004,8.

李重光.音乐理论基础.北京：人民音乐出版社,2000.

廖乃雄.音乐教学法.北京：中央音乐学院出版社,2005.

林贵美.音乐治疗与教育手册.台北：心理出版社,1993.

刘全礼.个别教育计划的理论与实践.北京：中国妇女出版社,1999.

刘振寰.小儿脑瘫家庭康复.香港：香港医药出版社,2005.

刘振寰.小儿脑瘫中西医结合康复进展（全国"儿童音乐治疗及发育行为儿科学新进展"学习班论文）.
    广州：广东音乐治疗学会,2007.

罗宾斯.文化背景与音乐治疗的发展.亚洲音乐治疗讨论会演讲稿,日本洗足学园音乐大学音乐疗法研
    究所,2005年1月10日.（陈文日语翻译、陈莞整理）

〔苏〕德密特列夫斯基.合唱知识与合唱指挥法.马思琚,译.北京：人民音乐出版社,1992.

朴永馨.特殊教育概论.北京：华夏出版社,1992.

钱森苗.听障儿童语训领域对音乐治疗接纳度的调查.北京：北京联合大学特殊教育学院,2008.

清华大学艺术教育中心、中国音协奥尔夫专业委员会、小橡树幼教培训部.朱迪・邦德博士奥尔夫音乐
    教育培训班资料.北京：2001年.

全国"儿童音乐治疗及发育行为儿科学新进展"学习班,广东音乐治疗学会,2007年7月.

全纳教育共享手册.陈云英,杨希洁,赫尔实,译.北京：华夏出版社,2004.

首都师范大学.国际音乐教育节音乐治疗大师班资料,2004年6月.

〔俄〕斯波索宾,等.和声学教程.陈敏,译.北京：人民音乐出版社,2000.

覃海齐.教育科学研究实用方法指导.北京：中国统计出版社,1995.

田惠平.孤独症儿童的康复训练.北京：华夏出版社,2000.

王梅,张俊芝.孤独症儿童的教育与康复训练.北京：华夏出版社,2007.

王耀华,乔建中.音乐学概论.北京：高等教育出版社,2005.

〔日〕尾形由贵.音乐治疗康复讲义.陈文,译.群马：日本群马县养老院,2005.

吴灵芬.合唱与合唱指挥（第一册）.北京：中国音乐学院音教系,1998.

苏夏.歌曲写作.北京：人民音乐出版社,1979.

徐光兴.临床心理学.上海：上海教育出版社,2001.

许家成.资源教室的建设与运作.北京：华夏出版社,2006.

杨小玲.儿童精神障碍及行为问题的矫正.北京：华夏出版社,1995.

于光远.中国大百科全书・音乐卷.北京：中国大百科全书出版社,1980.

郁文武,谢嘉辛.音乐教育与教学法.北京：高等教育出版社,1999.

张鸿懿,马廷慧.儿童智力障碍的音乐治疗.北京：华夏出版社,2004.

张鸿懿.音乐治疗基础.北京：中国电子音像出版社,2000.

中国音乐治疗协会.胥远帆音乐治疗培训班资料.北京：中国音乐治疗协会,2007年7月.

中央音乐学院音乐治疗研究中心. 音乐治疗简明讲义（试用本）. 北京：中央音乐学院讲义, 2004.

邹小兵. 儿童孤独症研究进展（全国"儿童音乐治疗及发育行为儿科学新进展"学习班论文）. 广州：广东音乐治疗学会, 2007.

Clive Robbins. A Journey into Creative Music Therapy. Barcelona：Barcelona Publishers, 2005.

Nordoff P, Robbins C. Music Therapy in Special Education. MMB Music, 1983.

Shar L B. Music for Fun Music for Learning. MMB Music, 1982.

后　　记

　　当我即将完成这本书之际,一张张亲切的面孔浮现在我的眼前,是他们给了我持续成长的力量,使我有了不断挑战自己的勇气。

　　感谢我的家庭给我创造了从小接受音乐熏陶的环境。尽管不幸错过了最佳艺术发展的黄金时期,但还是要感谢数位恩师的指点帮助,是他们使我经历了多种音乐舞台的实践(女高音独唱、合唱、钢琴伴奏、合唱指挥等)。改革开放后,我成为恢复高考后的第一届高等音乐师范院校学生,多年的音乐教育理论学习和音乐表演实践赋予我日后音乐治疗研究的丰富积淀。

　　2000 年,我身不由己地转入特殊教育院校,出于对"音乐治疗"这一新兴边缘交叉学科的好奇,开始向新的研究领域进发。多个学科的著名中外专家学者和相关部门领导等纷纷向我伸出了热情的双手,他们从精神上支持我,从技术上传授我,从物质上支援我……我们携手打磨了一把又一把打开研究音乐治疗新天地的钥匙。我的研究收获不仅仅为我国儿童音乐治疗的发展助了一把力,同时也使自身修养得到了提高,在感恩、包容、整合、忍让、坚持等方面,我不断感受到了"超越自己"的"高峰体验",同时,"自我实现"的欲望驱使我越发可以用积极的态度看待整个世界,以及人生道路上的多重色彩。

　　我要感谢音乐治疗带给我新的生命动力,感谢所有帮助过我的儿童、家长、老师、专家、领导及我的家人、同事、学生和朋友们。最后我还将衷心地感谢北京大学出版社给予我的热情支持,使更多的人士有机会看到这本书,分享我在研究儿童音乐治疗这一新兴边缘学科中所获得的快乐。愿这一切可以成为"人人为我,我为人人"朴素哲理的具体体现!

陈莞

2009 年 3 月于北京团结湖陋室

E-mail:chenwan_163@163.com